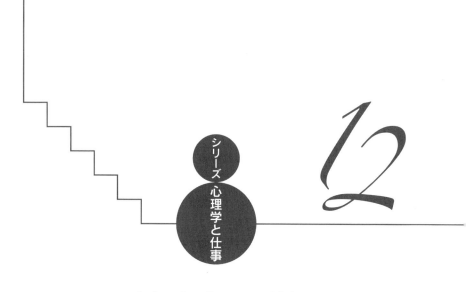

シリーズ 心理学と仕事 12

健康心理学

太田信夫 監修
竹中晃二 編集

北大路書房

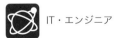

監修のことば

いきなりクエスチョンですが，心理学では学会という組織は，いくつくらいあると思いますか？

10？ 20？ 30？ 50？

(答 ⅱページ右下)

　答を知って驚いた方は多いのではないでしょうか。そうなんです。心理学にはそんなにもたくさんの領域があるのです。心理学以外の他の学問との境界線上にある学会を加えると 100 を超えるのではないかと思います。

　心理学にこのように多くの領域があるということは，心理学は多様性と必要性に富む学問である証です。これは，心理学と実社会での仕事との接点も多種多様にさまざまであることを意味します。

　折しも心理学界の長年の夢であった国家資格が「公認心理師」として定められ，2017 年より施行されます。この資格を取得すれば，誰もが「こころのケア」を専門とする仕事に従事することが可能になります。心理学の重要性や社会的貢献がますます世間に認められ，大変喜ばしい限りです。

　しかし心理学を活かした仕事は，心のケア以外にもたくさんあります。私たちは，この際，心理学と仕事との関係について全体的な視点より，整理整頓して検討してみる必要があるでしょう。

　本シリーズ『心理学と仕事』全 20 巻は，現代の心理学とそれを活かす，あるいは活かす可能性のある仕事との関係について，各領域において検討し考察する内容からなっています。心理学では何が問題とされ，どのように研究され，そこでの知見はどのように仕事に活かされているのか，実際に仕事をされている「現場の声」も交えながら各巻は構成されています。

　心理学に興味をもちこれからそちらへ進もうとする高校生，現在勉強中の大学生，心理学の知識を活かした仕事を希望する社会人などすべての人々にとって，本シリーズはきっと役立つと確信します。また進路指導や就職指導をしておられる高校・専門学校・大学などの先生方，心理学教育に携わっておられる先生方，現に心理学関係の仕事にすでについておられる方々にとっても，学問と仕事に関する本書は，座右の書になることを期待していま

す。また学校ではテキストや参考書として使用していただければ幸いです。

　下図は本シリーズの各巻の「基礎−応用」軸における位置づけを概観したものです。また心理学の仕事を大きく分けて、「ひとづくり」「ものづくり」「社会・生活づくり」とした場合の，主に「活かせる仕事分野」のアイコン（各巻の各章の初めに記載）も表示しました。

　なお，本シリーズの刊行を時宜を得た企画としてお引き受けいただいた北大路書房に衷心より感謝申し上げます。そして編集の労をとりいただいた奥野浩之様，安井理紗様を中心とする多くの方々に御礼を申し上げます。また企画の段階では，生駒忍氏の支援をいただき，感謝申し上げます。

　最後になりましたが，本書の企画に対して，ご賛同いただいた各巻の編者の先生方，そしてご執筆いただいた 300 人以上の先生方に衷心より謝意を表する次第です。

監修者

太田信夫

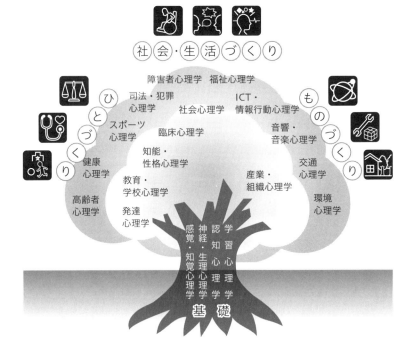

（答 50）

はじめに

　本書「健康心理学と仕事」にようこそおいでくださいました。本書では，健康心理学の内容と健康心理学に関わる仕事内容をわかりやすく紹介しています。読者の皆さんは，本書で解説する健康心理学と他の心理学との違い，また健康心理学と親戚筋にあたる分野，例えば同じ医療・保健分野に属する行動医学，健康教育，公衆衛生学，行動疫学などとの違いが何かをおわかりでしょうか。実は，私も十分理解できているとはいえませんが，次のように考えるとわかりやすいと思います。例としては，扱う商品が同じでも，もとの本業が異なるということです。それぞれの分野で活躍する研究者は，これら関連学会に複数所属しており，それぞれの学会で同じような研究発表を行っているのが現状です。

　同じ種類の研究発表を異なる冠を掲げた学会大会で発表するというと，皆さんは違和感をもつかもしれません。最近のビジネス界では，異業種交流が盛んであり，同じ商品を売るにしてもさまざまなアイデアが求められています。健康心理学の本業は，もちろん心理学であり，健康心理学の専門家は心理学を自分のアイデンティティととらえ，健康心理学の独創性を意識して研究や実践を行っています。また，心理学独自の研究法や考え方を大切にしています。一方，親戚筋にあたる他業種，例えば医学，栄養学，看護学，理学療法学などで活躍している研究者や就労者も自分たちのアイデンティティを明確にしながらも，健康心理学の知識や方法論を取り入れようとしています。この傾向は，他の心理学でも同様で，独自の学問体系を学び，独自性を強調しながらも，他の学問から「使える」知識や経験を取り入れているのです。

　健康心理学の強みは，医療・保健・福祉・産業・教育にフィールドをもちながらも，研究の延長上には必ず「実践」があるということです。本書では，その実践をメンタルヘルス問題への貢献，ライフスタイル改善への貢献，ライフステージ・対象者に合わせた貢献，というように大きく3つの分野にまとめました。健康心理学のもう1つの強みは，健康というテーマで単に議論したり研究を行うことから，実学として，人々の心身の健康に「予防」の観点で貢献していることです。例えば，健康心理学の専門家

はコメディカル・スタッフと協調して，糖尿病や脳卒中の患者のように，すでに健康を害している人々がそれ以上悪化しないように生活の管理能力を高めること（疾病管理），また罹患の危険度が高い人々に行動変容を行わせること（疾病予防），さらに現在は健康，また半健康である人々にさらなる健康増進や将来の予防のために行える術を身につけさせること（ヘルスプロモーション）など，心と身体の「予防」に向けて介入を行っています。

　健康心理学は，さまざまな学問をもとに，その学際性を発揮して発展してきた学問ではありますが，近年，心理学の手法を用いた「健康」への研究および介入を行う学問として日増しに存在感を増しています。2016 年に横浜で開催された世界最大の心理学会議，第 31 回国際心理学会では，健康心理学の存在感がきわめて大きいことがわかりました。基調講演，招待講演，招待シンポジウムの数は，63 ある心理学カテゴリーの中で 4 番目に位置し，一般申し込みシンポジウム，主題別セッション，口頭発表・ポスター発表を合わせると，7 番目に位置していました。世界の心理学の潮流は，まさに健康心理学に向かっていることが発表件数から読み取れます。その背景には，国際的な高齢化があり，人々が病気にならない，またたとえ病気を患っているとしても，人生を充実して生きていくために必要な心の有り様が求められていることがあります。また，現在のライフスタイルの乱れによって生活習慣病罹患者の数が増大し，その行動変容を促す必要性があります。さらには，ストレス社会，メンタルヘルスを脅かす現在社会の中で，心の安寧をいかに保っていくかも重要な課題となっています。健康心理学は，これらのニーズに答えるべく，研究に求められる基本となる方法論を重要視しながら，時代に合わせてその方法を変えて発展を遂げています。

　現在，世界的に脚光を浴びている健康心理学ではありますが，残念ながら，日本ではまだ歴史の浅い心理学の一分野としての位置づけです。一般社団法人日本健康心理学会では，第 1 回の年次大会を 1988 年に開始し，時代の進行とともに発展を遂げながら，2017 年には学会創設 30 年を迎えました。本会は，健康心理学に関する研究を推進し，その成果の普及に貢献すること，および会員相互の知識の交流と理解を深めることを目的として活動しています。日本の健康心理学がますますの発展を遂げるためには，医療・保健分野，また福祉・産業・教育分野との連携を深めることが不可欠です。日本の心理学そのものは，文系学部などの教育機関で教育さ

れており，健康心理学も同様です。この点では，健康心理学が医療・保健の一分野として位置づけられている欧米に遅れをとっていることは歴然です。

　最後に，本書の編集に労を執っていただいた北大路書房の安井理紗さん，そして北川芳美さんに感謝します。読者の皆さんは，どうぞ，本書をお読みいただき，健康心理学の魅力に触れていただき，必要な知識や技術を習得いただければ幸いです。

編　者

竹中晃二

目　次

第1章

健康心理学への招待

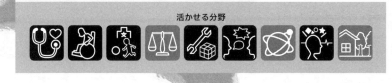

活かせる分野

　現在社会は，数十年前と比べて，大きな発展を遂げました。経済発展のスピードは早まり，街には物があふれ，社会全体が富んだようにみえます。電車やクルマなどの乗り物の利用頻度や性能も上がり，居住・仕事空間の環境，そしてアメニティも充実してきました。携帯電話，コンピュータ，そして手を汚すことも減った家事など世の中はますます便利になっていきます。しかし，一方で，現在では，数十年前と比べて，自殺者が増え，離婚する家族が増え，うつ病をはじめとする精神疾患が増加しています。また，利便性が高まり，そしてものがあふれるにつれて，逆に，私たちのライフスタイルは乱れ，生活習慣病の罹患者が増加しています。貧困問題も貧困そのものに限らず，子どもの教育格差や健康格差を生んでいます。社会が豊かになっていくにつれ，人々が不幸になっていくのはなぜでしょうか。このような歪みの中，私たちは，大人だけでなく，子どもも，高齢者も，すべての世代でさまざまな問題に直面しています。さて，健康心理学はどのような課題に貢献が期待され，実際に，どのような貢献を果たせるのでしょうか。

　第1章では，健康心理学への招待として健康心理学の内容を簡単に紹介します。健康心理学は，「健康・保健」という名称のもと，おもに医療・保健分野で発展してきました。しかし，最近では，医療・保健分野に限らず，さまざまな対象者，領域を巻き込みながら，福

社・産業・教育分野にも実践として進出を果たしています。1節では、まず健康心理学とはどのような学問なのか、また2節ではその扱う領域について、そして3節では他の心理学との違いについて解説を行います。最後に、4節において、健康心理学の「強み」を活かした実社会への貢献について解説します。

1節　健康心理学とは

1. 健康とは何だろう

「あなたは健康ですか」と質問されたら、どのように考えて答えるでしょうか。頭痛があり、咳が出ていて風邪気味、階段でつまずいて足首を捻挫などの身体的な不調の有無で健康かどうかを判断するのが一般的です。不調がない場合、健康は、空気のように当たり前のもので、健康状態について特に意識を向けにくいと考えられます。

身体的な不調としての病気の影響は、時代とともに変化し、第二次世界大戦ごろは結核などの感染症が健康を害する重要な要因でしたが、現在では感染症の罹患率や死亡率は減少し、生活習慣病とよばれ

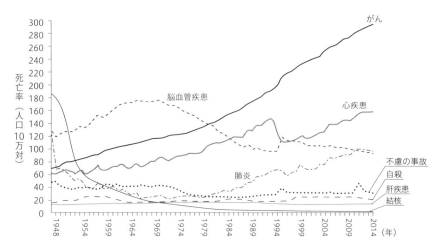

注）1. 平成6・7年の心疾患の低下は、死亡診断書（死体検案書）（平成7年1月施行）において「死亡の原因欄には、疾患の終末期の状態としての心不全、呼吸不全等は書かないでください」という注意書きの施行前からの周知の影響によるものと考えられる。
2. 平成7年の脳血管疾患の上昇の主な要因は、ICD-10（平成7年1月適用）による原死因選択ルールの明確化によるものと考えられる。

▲図 1-1　主な死因別にみた死亡率の年次推移（厚生労働省，2015b）

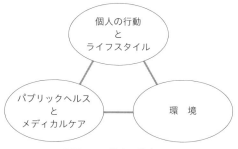

▲図 1-2　健康の決定要因

る慢性疾患が大きな課題になっています（図 1-1 参照）。生活習慣病は，身体活動や食事などの日常的な生活行動，また精神的な要因の影響が大きく，病気への対策も変わりました。

　健康でいるためには，病気による身体的不調の改善だけを考えればよいのでしょうか。

　世界保健機関（WHO: World Health Organization）憲章の，前文の中にある「健康」の定義では，「健康とは，病気でないとか，弱っていないということではなく，肉体的にも，精神的にも，そして社会的にも，すべてが満たされた状態にあること」（日本 WHO 協会訳）と記されています。そして，健康は，基本的人権の 1 つであると宣言されています。年齢や立場や障害の有無と関係なく，誰でも健康でいられる権利をもっているのです。

　あなたは大事な試験前で不安が高い時に食欲不振や下痢などの身体症状が出たり，友だち関係のトラブルから不眠になってしまったなどの経験はありませんか。健康の身体的側面，心理的側面，社会的側面は，互いに関連しており，生物－心理－環境システムと考えられています。個人の行動やライフスタイルだけでなく，健康の維持増進には，生活環境や，季節の変化，大気汚染，災害などの自然環境といった環境要因も考慮する必要があります。そしてパブリックヘルスとメディカルケアといった予防や治療のための医療体制も個人の健康に影響します（図 1-2 参照）。健康を考える上では，これらの要因を総合的に検討する全体的な視点が求められます。

2．健康心理学のスタート

　私たちが健康を維持し，増進するために，これまで，医学，保健学，公衆衛生学，栄養学，体育学，薬学などの学問分野で，おもに身体の健康についてさまざまな研究や実践が進められてきました。

　健康の定義に示されている精神的な側面，社会的な側面は，心理学のおもな研究領域です。約 100 年の歴史をもつ近代の心理学には，さまざまな分野がありますが，健康心理学は，実験心理学などと比べると，スタートをした時期が遅く，比較的新しい学問分野です。アメリカ心理学会（APA: American Psychological Association）の第38 部門として，1978 年に発足しました。日本では，1988 年に，日本健康心理学会が設立され，研究が積み重ねられています。

　これまでの心理学は，研究の対象を心としてきましたが，健康心理学は，身体も対象としている点で新しさがあります。心身一如，心身相関という言葉のように，心と身体を切り離すべきではありません。「病は気から（病気は気持ちの問題でおきるものだ）」などと，ことわざにも，心と身体の深い結びつきが示されています。健康心理学は，身体の病気や不調も心理や社会的な側面が関係しているという考えから健康問題を研究しています。その目的は，不調がある人を援助するだけでなく，人々の健康に関する経験や行動を，より健康的になるように変えることです。

　妊娠期や子育て期を安心・安全に過ごせるように配慮する養育者たち，不調を特に自覚していなくても健康状態にアンテナを張り，予防行動をとれる若者たち，高齢で慢性疾患と付き合いながらボランティア活動に参加して活き活きと生活する人たち，障害をもちながらも積極的に社会参加したり，トレーニングを積み，パラリンピックに参加するアスリートたちなど，さまざまな年齢，立場の人々が，質の高い生活をして，その人らしく明るく輝くことができるために，健康心理学が大きな役割を果たすことが期待されています。

3．健康心理学のおもなテーマ

　健康心理学は，健康や病気へのさまざまな関連要因の影響を研究する，応用心理学の一領域です。社会心理学，学習心理学をはじめとす

る心理学の他領域や，心身医学など医学の領域，生理学，運動学などの健康科学，公衆衛生学，社会学，文化人類学といった隣接分野と結びつく学際的な研究が特徴です。健康心理学の発足に尽力したマタラッツォ（Matarazzo, 1980）は，健康心理学で焦点を当てる中心的な研究テーマとして，以下のように，4つの視点を挙げています。

(1) 健康の維持と増進

　たばこや酒，薬物などは，人を一時的に気持ち良くさせますが，やめられなくなる常習性があり，肝臓や肺に問題を起こします。健康を害するものは摂らないことや，筋力を増強したり肥満を防ぐために運動をすること，栄養のバランスを考えることなどを目的とした健康教育の企画や実践が重要な役割として示されています。最近の研究では，スマートフォンのアプリを使って，喫煙など健康を害する行動や，運動など健康に有益な行動をチェックしたり，運動量や体重など自分なりの目標を設定し，目標をどのくらい達成できたかでポイントをもらえるゲーム感覚の方法が有効であることが報告されています。ゲームなら，やらされているという義務感ではなく，楽しく続けられそうです。

(2) 病気の予防と治療

　健康診断や予防接種をきちんと受けるなど，病気にならないために，必要な条件を整えることが挙げられています。その病気のかかりやすさ，病気の深刻さ，そして予防行動の利益や負担などの条件を調べる必要があります。また，血圧や血糖値や身体リズム，ストレスの負担などにしっかりアンテナを張って自分の健康状態をチェックし，問題を見過ごさないための方法も挙げられています。バイオフィードバックという，自分の呼吸や心拍数，血圧などが画面に表示される機械を使って，自分への負担が強くなりすぎないようにコントロールする方法も有効です。そして病気になった時に治療やリハビリテーションを順調に進めるために必要な行動や心理的サポートを考えることなども重要な役割です。笑う行動は，免疫細胞を活発にしてがんなどの病気の改善に有効だという研究報告もあります。特にストレスで病気にならないための研究は健康心理学の代表的なものです。

（3）健康や病気の原因の診断

　病気の原因となるパーソナリティの診断（例えば，とてもせっかち
で活動的すぎる人は心臓病になりやすい，楽観的で希望をもっている
ポジティブな傾向のある人は病気になりにくいなど）や，体調に影響
する要因の検討として，ストレスによるうつ状態や心身症への影響
や，怒り感情の血圧への影響，レジリエンスとよばれる深刻な負担に
立ち向かう柔軟性などを調べる役割が考えられます。

（4）ヘルスケアシステムや健康政策の分析と改善

　医師と患者との関係の問題点や改善について検討すること，医療費
の影響を調べること，医療者は患者の希望をどのように取り入れるか
を考え，それを制度として活かす働きかけをしていくことなどが考え
られます。

　健康で豊かな生活を送るために，あなたはどの研究テーマを深め，
仕事に結びつけたいと思いますか。まずは，それぞれのテーマについ
て，理解を深めることから始めてみましょう。

2節　健康心理学が扱う領域

　健康心理学は，人の健康問題を総合的に取り扱う心理学の応用分野
の1つです。その専門活動は研究活動と実践活動の2つの領域に大
別できます。

　本節でははじめに，1.では健康心理学の目的と対象，方法などを明
示します。次に，2.では心理学とその隣接領域の中での健康心理学
の位置づけを示し，公認心理師の職責との関連性に言及しながら，
3.では生物心理社会学的モデルに基づく健康心理学のアプローチを
解説します。最後に，4.では健康心理学が扱う活動範囲について，
研究活動と実践活動の実際例を紹介します。

1．健康心理学の活動

　日本健康心理学会のホームページ（http://jahp.wdc-jp.com/）を
参照しながら，健康心理学が扱うテーマと範囲をリストにしました
（表1-1）。これらの活動は，個人や組織，コミュニティの健康づくり

▼表1-1　健康心理学のテーマと範囲

主要なテーマ	健康維持，健康増進，疾病予防（0，1，2予防），QOL・ウェルビーイングの向上
対象	組織，学校，地域，家族，個人 乳幼児期～老年期・終焉期
モデル	生物心理社会学的モデル 科学者-実践家モデル
方法	健康教育，カウンセリング，動機づけ面接，個人的心理療法，ポピュレーション戦略，インターネット介入
対象とする問題	心理的問題（ストレス，抑うつなど），行動的問題（不健康なライフスタイル，ギャンブル依存など），身体的問題（生活習慣病など）
健康-病気の結果	健康段階（ポジティブ）～未病段階（愁訴，無自覚）～病理的問題（ネガティブ）
隣接領域との関係	各科臨床（精神科，心療内科，小児科など），行動医学，健康科学，社会医学
時間的展望	過去-現在-未来
キーワード	いのち，健康，習慣，生活，人生

を目的として行われますが，人の安寧（ウェルビーイング）と日常生活の質（QOL）の向上につながります。この意味で，健康心理学の専門活動は，lifeの意味である「いのち・生活・習慣・人生・寿命」のキーワードなどに集約できます。

　健康は，人が生きている限り切り離すことのできない現象ともいえます。そのため健康心理学の対象は，生涯発達（ライフサイクル）を通じて，乳幼児期から人生の終焉期までのすべてのステージにある人々となります。家庭，学校，地域，職域，保健医療場面などの社会のあらゆる領域で生活する人々と組織が含まれ，行政機関とも広く関わる活動を扱うことになります。

　健康心理学の専門家としての研究活動と実践活動の場は，基礎領域として，健康問題に関わる生物学的機能と仕組みを扱う微視的（ミクロ）なレベルから，応用領域として，健康支援の解決法を具体的に考える巨視的（マクロ）なレベルまでと広範囲です。この点において，知識の集積を図る基礎科学であり，適応過程に向けての実践科学でもあります（図1-3）。

　健康心理学の方法として，健康問題の解明にあたっては科学的であり（観察，調査，実験，測定に基づいた分析），対象を客観的，実証

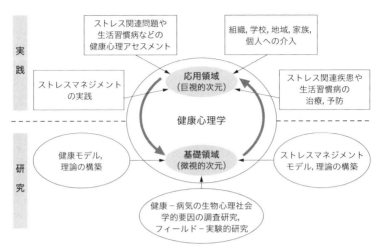

実践

研究

ストレス関連問題や
生活習慣病などの
健康心理アセスメント

組織, 学校, 地域, 家族,
個人への介入

ストレスマネジメント
の実践

応用領域
(巨視的次元)

ストレス関連疾患や
生活習慣病の
治療, 予防

健康心理学

健康モデル,
理論の構築

基礎領域
(微視的次元)

ストレスマネジメント
モデル, 理論の構築

健康−病気の生物心理社会
学的要因の調査研究,
フィールド−実験的研究

▲図 1-3　健康心理学の専門活動

的に扱います（観察可能，数量化，再現性の重視）。その一方で，健康づくりという実践面では，支援者の立場に立った共感的な個別的対応が求められます。

2. 心理学における健康心理学の位置づけと隣接領域

　心理学の立場から考えると，健康−病気を左右するのは，思考と感情，行動の関係であり，その人の生き方のありよう（実存），すなわち生活習慣（ライフスタイル）にほかなりません。そこで，心と身体をもった人を社会という枠組みの中で，その人の人生の過程（ライフコース）に沿って理解し，その人が自ら健康づくり（セルフケア行動）に取り組めるように関わります。

　健康心理学はこれらのニーズに対応するために，生物心理社会的（bio-psycho-social）モデルに基づいて，人の行動と心理に関する調査や実験を行う研究の領域と，実際に健康支援や介入を試みる実践の領域からなります。この点で，専門職としての科学者−実践家（scientist-practitioner）の 2 つの側面を必然的に併せもちます。

　健康心理学が扱うテーマと活動範囲は，その基礎理論となる心理学のほとんどすべての専門分野と関連します。と同時に，健康心理学はまた，数ある保健医療科学の中において健康−病気の現象理解と健康支援のための有力な 1 方法にすぎません。

しかしながら，公認心理師という特定の領域に制限されない国家資格が動き出した今，健康心理学が担う役割と業務は，人々の心の健康の保持増進に寄与する行為そのものであり，公認心理師の職責（professionalism）のあり方を方向づける強力な戦略の一つとなっています。

2017年9月に施行予定の公認心理師法（平成27年法律第68号）に基づいて，これからの心理職者は保健医療，教育，福祉，産業・労働，司法などの分野で業務活動を行うことになります。公認心理師の役割と業務（すなわち，心理学の専門的知識及び技術をもって，心理的支援を要する者の心理相談，援助等の業務，心の健康に関する知識の普及を図るための教育及び情報の提供）は，健康心理学に求められてきた適格性そのものです。

3. 健康心理学のアプローチ

人が生活しているところには，健康心理学に関わるテーマと実践の場がどこでもあります。したがって，人間行動の諸側面と健康との複雑な関係を多様な視点から解き明かすために生物心理社会的モデルが重要となります。

生物心理社会的モデルは，健康と病気を生物，心理，社会という3つの要素から理解し，働きかけていこうとします。生活習慣病の代表的疾患である虚血性心疾患を例にしながら，生物心理社会的モデルに基づいた健康心理学的アプローチを紹介します。

図1-4に示すように，心臓発作は冠動脈に十分な血液が供給されなくなり（イベント1），心臓ポンプの停止が生じた結果として起こります（イベント2）。幸い適切な処置が行われたことで，心機能は回復します（イベント3）。生物心理社会的モデルに基づけば，この一連のプロセスは分子的レベルから心理的，行動的，社会的，環境的レベルで同時並行的に進行します。

そこで，健康心理学の専門家は他の医療専門職と連携しながら協働して，虚血性心疾患の身体面だけでなく，クライエントの心理行動面の変化，社会的な影響などをシステムの変調として全体論的に把握することを試みます。

そして，QOLを保つ工夫やストレスへの対処の仕方についての心

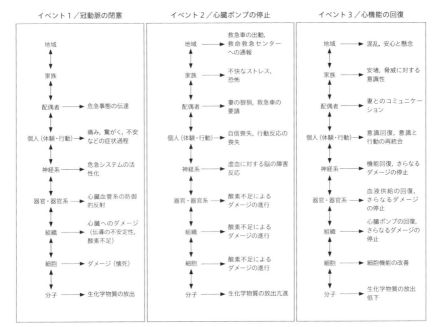

イベント1／冠動脈の閉塞	イベント2／心臓ポンプの停止	イベント3／心機能の回復

イベント1／冠動脈の閉塞

- 地域
- 家族
- 配偶者 → 危急事態の伝達
- 個人（体験・行動）→ 痛み，驚がく，不安などの症状過程
- 神経系 → 危急システムの活性化
- 器官・器官系 → 心臓血管系の防御的反射
- 組織 → 心臓へのダメージ（伝導の不安定性，酸素不足）
- 細胞 → ダメージ（壊死）
- 分子 → 生化学物質の放出

イベント2／心臓ポンプの停止

- 地域 → 救急車の出動，救命救急センターへの通報
- 家族 → 不快なストレス，恐怖
- 配偶者 → 妻の狼狽，救急車の要請
- 個人（体験・行動）→ 自信喪失，行動反応の喪失
- 神経系 → 虚血に対する脳の障害反応
- 器官・器官系 → 酸素不足によるダメージの進行
- 組織 → 酸素不足によるダメージの進行
- 細胞 → 酸素不足によるダメージの進行
- 分子 → 生化学物質の放出亢進

イベント3／心機能の回復

- 地域 → 混乱，安心と懸念
- 家族 → 安堵，脅威に対する意識性
- 配偶者 → 妻とのコミュニケーション
- 個人（体験・行動）→ 意識回復，意識と行動の再統合
- 神経系 → 機能回復，さらなるダメージの停止
- 器官・器官系 → 血液供給の回復，さらなるダメージの停止
- 組織 → 心臓ポンプの回復，さらなるダメージの停止
- 細胞 → 細胞機能の改善
- 分子 → 生化学物質の放出低下

▲図 1-4　生物心理社会的モデルに基づく冠動脈心疾患への健康心理学的アプローチ

理教育，社会資源サービスのアクセスなどの助言と指導など，クライエントが自分の病気に適切に対応できる（セルフケア）ように考え方や行動の仕方の改善に介入します。

4. 健康心理学における研究・実践活動の実際例

　健康心理学の専門活動は，支援を必要とする人々への「介入活動」とその活動を科学的に検証していくための「研究活動」の領域の2つから下支えされています。

(1) 研究活動の領域

　健康心理学が取り扱う研究活動の領域について，最もよく研究が行われているストレスと病気の関連性のテーマを例にして述べます。臨床的研究では，ストレスとネガティブ情動が，虚血性心疾患や抑うつなどの危険因子であることが示されています。大規模な疫学的縦断研究でも，虚血性心疾患などの生活習慣病に対するワークストレスと社会的孤立などの心理社会的要因が危険因子となる証拠が集積されつつ

あります。

　しかし，これらの臨床的研究や疫学的研究は，あくまでストレスと健康−病気の結果との間に関係があることを示しているだけで，その因果的なメカニズムまでは教えてくれません。そこで，実験的研究では，ストレスに対する認知と情動，生物心理的ストレス反応との間の詳細な心身一如（mind-body oneness）のメカニズムの解明と個人差の理解を目指すことになります。

　日常生活で観察されるストレス反応は，個々人が受けているストレッサーの質と量が違うために簡単に比較できません。そこで，実験室の場面で，Trier 社会的ストレステスト（TSST；面接官の前でスピーチと暗算課題を各 10 分間行う）などの実験的ストレスを等しく参加者に負荷します。その時の生物心理学的ストレス反応（血圧，心拍変動，唾液コルチゾール分泌，ノルアドレナリン系神経の代謝産物など）の反応の大きさ（反応性）と回復の素早さ（回復性）を測定することで，心理社会的要因の影響や時間的経過を因果論的に分析します。

　しかしながら，実験的研究にも限界はあります。実験室での短時間のストレス負荷であるために，日常生活で実際に体験するストレス反応の量と質とは異なっています。そこで，これらの欠点を補完するために，大規模な健康集団の中から，よく特徴づけられた危険要因あるいは緩和要因を有する特定の個人を質問紙によって選抜し（フィールド観察法），そのような個人に対して実験室で TSST などのメンタルストレステストを負荷して（実験法），ストレス反応を比較する統合的アプローチが試みられています。

（2）実践活動の領域
　ストレスマネジメント行動の変容を例にして述べます。
　健康心理学は科学的な根拠に基づいた（evidence-based）ストレスマネジメント実践を基本理念としています。つまり，介入法の有効性と有用性を高めるために，標準的な評価法を用いて，クライアントの行動の変化を客観的に検証する効果（結果）研究を行います。その結果を社会に公表することで，多くの人がそれらの成果を利用でき，恩恵に与れるようになる一連の作業を行います。

津田ら（2011）は，トランスセオレティカル・モデル（transtheo-retical model）に基づいて，インターネットによるストレスマネジメント行動の変容を試みました。700名の大学生を対象に，行動変容に対する準備性（動機づけの段階）に応じて，セルフヘルプ型のワークブック（効果的なストレスマネジメントの指南書）によるストレスマネジメント行動変容（1日20分間程度，運動したり，楽しい会話をしたり，リラックスしたり，社会的活動に参加するなど）を，半年間実施してもらいました。

　その際，参加者にはワークブックに加えて，ストレスチェックの結果にもとづいてストレスマネジメント行動変容の処方箋をフィードバックする群とそのようなフィードバックのない群の2群に無作為に分けて，効果を比較検証しました。

　その結果，ワークブックのみでストレスマネジメントに取り組んだ群と比較して，3か月ごとにフィードバックレポート（ストレスマネジメントの具体的なやり方を助言したり，参加者がもつ夢や希望の実現に役立つ強みや長所を活用した生活を促す処方箋）を受け取った群のストレス反応の自覚は有意に低下しました（図1-5）。

　これらの結果は，ストレスマネジメント行動変容に及ぼすワークブックと処方箋の併用効果を明らかにするとともに，セルフケア行動の意義を示唆しています。この研究は，予防的健康づくりとしてのストレスマネジメントを集団に働きかけながらも，個別に介入を行うハイインパクトな戦略の成功例と考えます。

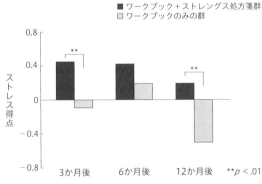

▲図1-5　個別最適化した行動変容ステージ別ストレスマネジメント実践の評価研究

健康心理学が扱う領域は，公認心理師法の施行が始まる中，社会の健康ニーズの多様化を受けて，ますます拡大しています。1人でも多くの人が「元気に長寿を享受する」ことができるように，「健康生成，健康開発」を目指す心理学の応用として，また「健康な時に施す先制的な全人医療」の心理的支援の担い手として，その専門活動に多くの期待が寄せられています。

3節　健康心理学の研究法，他心理学との違い

　現在，保健医療の分野では，根拠に基づいた医療（EBM: evidence-based medicine）が展開されています。これによって，多くの人に，質が保証された保健医療を提供することができ，医療経済的なメリットもあると考えられているからです。健康心理学も，この根拠に基づいた実践（evidence-based practice）を行うものです。

　つまり，健康心理学は，心理学の保健医療領域での一応用ですが，同時に，保健医療の分野の一員として，他の保健医療の実践と連携し，根拠に基づいた医療を実践することが求められています。その結果，健康心理学では，他の心理学の領域ではそれほどなじみではない研究法を用いることがあります。

　このような健康心理学の特徴は，健康心理学の少なくとも一部分は，行動要因や心理要因を疾病のリスクとして，そのリスクの大きさを評価し，他の要因がそのリスクにどのような影響を与えるのかを研究する領域であるからです。この領域は，疫学の一分野である行動疫学とよばれるものです（Kaplan et al., 1993）。海外の健康心理学の専門家には，医学部の行動疫学部門に所属している人も少なくなく，健康心理学は疫学の一部門でもあるのです。

　行動疫学は，喫煙行動などの疾病の直接的なリスクとなる要因の検討だけではなく，行動要因や心理要因が，疾病発生の予防要因であったり，回復の促進要因であったりする研究にも幅を広げています。以下，健康心理学が疫学の一部門でもあることからくる，研究法のポイントについて1）研究計画，2）標本抽出（サンプリング），および3）相対指標，に分けて説明します。

1. 研究計画

　心理学の研究方法では，研究計画としては記述的−分析的，記述の方法としては量的−質的，研究の場として実験−フィールド，研究期間から横断的−縦断的などの区分が考えられます。事実を正確に収集して，そこから，仮説的説明を生み出し，それを確証して，それらの説明を整合的に整理することで，より統合的な理論を構築していくことを目指し，さまざまな研究方法が多層的に用いられています。

　これに対して，実学でもある疫学の目標はもう少し単純です。もともと疫学は，感染症の流行への対策を知るために発展してきました。そして疫学は，適切に介入することで疾病の状態にある人（およびこれから疾病になる人）の数を減らすことを目指しています。そのために必要なことは，何が疾病を起こしているのかを知ることです。今日では，疫学は，疾病を防ぐだけではなく，健康でウェルビーイングが高い人を増やすことを目指すようになっていますが，基本的な枠組みは同じです。

　つまり，疫学の研究では，介入研究を実施して，その効果を実証する研究が最終的なゴールになります。そこでは，対象者を，介入群と非介入条件（あるいは古い介入条件）の対照群にランダムに分けて，介入効果の大きさを検証することになります。これが，無作為対象試験（RCT: randomized control trial）とよばれるもので，保健医療での科学的根拠を示すものです。医薬品の効果も，新しい治療法の効果も，その効果に根拠があるとされるときには，（できれば複数の）RCT の結果が示されていることが前提です。

　そのためのステップとして，疫学では，因果関係（causal inference）の解明が重視されています。そのために，同じ対象者を追跡して検討する縦断的研究（前向きコホート研究）を行う必要があります。しかし，10〜20 年後に影響を及ぼすようなリスク要因では，研究を完了させるために，長い時間がかかります。そこで，手っ取り早く傾向を知るために，後ろ向きコホートや症例対象研究（ケースコントロール研究）が行われることがあります。

　疫学研究では，根拠をどれだけ確かに示しているかという水準で，研究計画を分類することが行われています。最も高い研修計画は，

1）複数の RCT の結果を総合して検討したシステマティックレビューないしメタアナリシスです。以下，2）1つ以上の無作為化比較試験（RCT），3）1つ以上のランダム化していない比較試験，4）分析疫学的研究を2種に分け，(a) コホート研究，少し水準が下がって，(b) 症例対照研究や横断研究，5）質的研究のような症例報告やケースシリーズ研究などの記述的研究，6）専門家委員会や専門家個人の意見，と厳密に序列化されています。

　心理学研究は，3）以下に分類されるものが大部分であり，多くは4）の水準にあり，質的研究や専門家の考えはきわめて興味深いのですが，低い水準に位置づけられます。疫学専門家でもある健康心理学の研究者は，低い水準の研究を積み重ねて新しい理論が提案されても，それが根拠につながらない限り，役に立つ情報とは考えません。もちろん，症例の報告には重要な役割がありますが（Jenicek, 2001），少しでも水準の高い研究を行うことを志向します。

2．標本抽出（サンプリング）

　疫学では，研究の最終的な対象と考えられるのは，実際に介入の対象になりうる人たちです。これは，行政や職場，学校などの単位が一般的です。地域や職場，学校などで，具体的に介入することを検討している場合には，その対象者数はそれほど多くありません。食中毒といった場合，さらに人数は限られており，悉皆調査とよばれる全数を研究対象とすることも可能です。疫学では標本抽出は，全数を対象にすることができないという必要があって実施するものです。

　一方，心理学は人一般についての興味に基づいています。その研究では，すべての人に通用する法則を知りたいと考えているといえます。この場合，知りたい対象全体は，現在，生きている人全体，あるいは，これまでに生きてきた，さらに，これからも生まれてくる人全員ということができます。興味の対象がもう少し絞り込まれていたとしても，すべての母親とか，すべての大学生とか，すべての日本人といったように，その数は膨大です。

　個別の研究で実際に対象としているのは，常に，本来の対象者の一部分であり，推測統計が必要です。この場合，個別の研究の対象者を標本とよび，対応するもとの対象を母集団とよびます。そして，母集

団の中から標本を選び出す方法が，標本抽出法ということになります。このとき，抽出法によって，標本が母集団の特徴を反映していない可能性が生じます。

　先に，無作為という手順を，対象者を介入群と対照群に分けるときに用いる RCT について説明しましたが，さらに重要なのが，母集団からの標本抽出（サンプリング）する場合の無作為化です。これが重要なのは，得られた結果が母集団の特徴と関係のない，誤った情報にならないことを保証するものだからです。人一般について知りたいのに，大学生だけを対象として検討しているとしたら，結果は信用できるでしょうか。日本人と米国人を比較したいのに，対象者が有名大学の学生だったら，その結果は信用できるでしょうか。

　ところが，残念なことに，全員に通用する法則を目指している心理学のほうが，標本抽出には無頓着のようです。おそらく，どんな人においても共通している法則を取り扱っているという自信があるのかもしれません。心理学の論文をみると，人一般について知りたいのに，大学生を対象としているものがあまりにも多いことに驚きます。確かに，錯視のような現象の法則を見つけるために，わざわざ幼児から高齢者までを対象としなくてもよいと感じることは理解できます。

　一方，疫学の一部門でもある健康心理学では，どうしても全数を対象にはできないという必要があって標本抽出を行います。このときに，母集団が常に念頭にあるので，標本抽出にはより慎重です。適切に標本抽出しないと，介入に役に立たない知見を得てしまい，その研究に意味がないことがすぐに明らかになるという直接的なフィードバックがあるからかもしれません。

　標本抽出法としては，1）母集団の特性を最もよく反映する，完全無作為抽出から，2）一定の法則で抽出する系統的抽出，3）まず行政単位などを無作為抽出し，そこでさらに無作為抽出をする多段抽出，4）母集団を抽出前に均質な小集団に分けて，そこから標本抽出をする層別抽出などがあり，標本抽出による歪みを小さくする工夫がされています。

　無作為抽出に対応して考えられるのが有意抽出ですが，これは，本来は，より典型的だと考えられる集団を抽出することを目指すものです。しかし，恣意的抽出であるのに有意抽出という言葉を使うことは

ごまかしです。

3. 相対指標

　疫学では，根拠のための水準が高い研究ほど，正確にその行動的・心理要因の効果の大きさや，そこに介入したときの効果の大きさを評価することができます。このときに，その効果の指標として重要なのが対照条件との比較です。

　比較の方法には，条件間の差をみることと比をみる方法があり，条件間の差をみることは，心理学の分野でもよく行われます。一方，比をみる方法は心理学ではあまり標準的ではありませんが，疫学では，こちらのほうが標準的な指標となっています。

　リスクの大きさでは，対照条件との比較による相対的な指標である相対リスク（リスク比）が用いられます。基本的には，発症率や有病率など，疾病状態の指標について，リスク条件と対照条件との比を求めます。追跡研究では，疾病状態にない状態から追跡していくので，一定の時点で，対照条件を分母にして，発症率などの比を求めれば，リスク比が求められます。これは，そのリスク要因があることによって何倍発症するのかを示します。

　症例−対象研究などの場合には，発症率などの計算ができないので，相対リスクに代わる指標として，オッズ比が用いられます。このオッズという言葉も比の意味なので，比の比を計算するものです。オッズ比はロジスティック回帰分析の結果として用いられることも多く，よく目にすることになる指標です。

　疫学では，介入効果についても，対照条件との比で示すことが多いです。この場合，介入の結果としてリスクを低下させれば，対照条件を 1 とすると，リスクを示す相対指標では 1 よりも小さな値，ウェルビーイングを示す相対指標では 1 よりも大きな値をとることになります。

　推測統計の表記として 95％信頼区間を示すことが多く，例えば，高齢者にとって，ケアをする相手がいることが，主観的 QOL にどのように影響するかという研究では，ケアをする相手がいない場合を 1 として，ケアをする相手がいる場合に，生きがいがあるオッズ比は 1.55 で，95％信頼区間は 1.30 − 1.85 というように示されます（黒

岩ら，2016)。

　本節では，健康心理学の研究法が，他の心理学の領域と異なる側面に焦点を当てて，①研究計画，②標本抽出，③相対指標を説明してきましたが，科学的実証的な研究実践なので，当然，多くの点で共通した方法論をもっています。また，健康心理学の方法論が他の心理学領域にも影響を与えており，さらに，統計分析法の発展により，違いは小さくなる方向に変化しています。

4節　健康心理学の強みを活かした実社会への貢献

　健康心理学を学ぼうとする人は，学んだ知識や技術を用いて，実社会に応用したいと考えることでしょう。健康心理学のゴールは，健康の実現にあります。社会のニーズに応じて，対象に的を絞り，タイミングを逸することなく，その対象者を健康というゴールに導くのが健康心理学の担い手の仕事です。

　健康心理学は，数ある心理学専門領域の中で，精神医学はもちろん身体医学領域の専門家と協働する機会が多いのが特徴です。また災害後の被災者のメンタルヘルスへの対応や，緩和医療現場での心理的アプローチなど，火急の課題への対応が求められています。またこうしたフィールドでは，現場主義に陥らず，科学的に標準化された現状把握と，実践例から効果が実証された具体的で現実的な対応法として，健康心理学的介入理論や介入モデルが蓄積されています。

　ところが現実的には，最適な解決法が常に用意されているとは限りません。必要に応じて，疫学や臨床医学などの膨大な資料の中から情報を抽出し，短期間で現実的な課題解決のための最適解を選び，介入計画をつくる必要性が生じます。普段から，健康問題の解決事例を，根拠に基づく医療（EBM）の観点に立つ情報を収集・整理しておくことになります。

　本書で紹介される心の健康，ライフスタイル改善などの課題においても，現状を科学的に把握する「査定（アセスメント：assessment）」と，現状を変えるための「介入（インターベンション：intervention）」という作業が，健康心理学の二大仕事といえるでしょう。

　ここでは，査定と介入という言葉から，健康心理学が実社会に貢献

している姿を，対象が個人なのか，集団なのかに分けて述べることにします。

1. 個人を対象とした査定

個人の健康問題を解決するための査定は，面接（インタビュー：interview）の形式をとることが通常です。標準化された検査用具（通常健康関連の質問紙）を用い，訓練を受けた専門家として間違いなく査定をすることが求められます。そのために，健康心理士という学会認定の資格がつくられています。最近では，電話やメールを介した査定，あるいは Web を利用したストレスチェックのような方法も普及し始めています。2015 年 12 月から始まった，労働安全衛生法に基づく従業員を対象としたオンラインで実施するストレスチェック法などはその好例でしょう。その他，禁煙を希望する喫煙者が，薬物療法による禁煙治療を受ける前に SNS を利用して簡易に検査を受けるサイトなどがあります。

短時間であっても，健康心理学を学んだ専門家（健康心理士）が，直接クライエントと面談し，その中で必要な質問紙など用具を用いた査定を行うことが，より質の高い健康査定とその結果に基づく介入を効率よく行うためにはお奨めです。

健常者が対象の場合は，近い将来健康を阻害する可能性のある健康危険要因（リスクファクター：risk factor）をどの程度もっているかを査定します。例えばブレスロウ（Breslow, L.）による 7 つの健康習慣（表 1-2）に加え，介入目的と介入法に応じた査定項目を聞くことになります。例えば禁煙指導であれば喫煙量や依存の程度，禁煙へ

▼表 1-2　ブレスロウによる 7 つの健康習慣
（Belloc & Breslow, 1972 より作成）

	項目	健康行動
1	睡眠	7-8 時間睡眠
2	喫煙	禁煙（間接喫煙もしない）
3	飲酒	適量を楽しく飲む
4	運動	定期的に運動する
5	朝食	毎日，欠食しない
6	間食	しない
7	体重	適正体重を守る

の動機づけの強さなどは必須です。職場のメンタルヘルス指導であれば，ストレス状態の把握を目的としたストレッサー，ストレス症状，コーピング（対処方法：coping），職場の人間関係などを聞きます。

2. 個人を対象とした介入

　健康心理の専門家は，面談形式で健康問題の解決を行います。これは健康心理カウンセリング（health psychology counseling）とよばれます。保健所や児童相談所などの面接室・相談室において，具体的な個別の健康問題の相談に応じる形式で，当該の健康問題への理解を深め，問題解決のための指導を行います。

　個人を対象とした介入では，健康リスク要因を特定し，それをなくすための具体的な方法を指導します。クライエントを脅したり，命令したり，上意下達的に指示するのではなく，心理療法として使われてきたカウンセリング技法と同様に，クライエントの立場・目線に立って，解決のための支援を行うのです。

　それはあたかも，コーチのような立ち位置だといえるかもしれません。スポーツ選手が試合で最高のパフォーマンスが出せるように，選手に寄り添って達成可能なゴールを設定し，達成できれば新たなゴールを設定するコーチのような仕事を想像してみてください。

　健康心理カウンセリングでは，来談者それぞれがもつ健康課題や解決すべき課題の違いから，設定するゴールも異なります。悩みを聞き取ることを主体とした心理臨床で用いられてきた技法をそのまま用いることはしません。現在まだ発病をしていない健常者が対象のときは，健康リスク要因を減らす工夫や，不健康行動を改善し，健康行動を形成・強化するために最も効果が大きいと評価された技法を用います。これは，根拠に基づくカウンセリングによる介入法で，査定法や他の介入法とセットでパッケージ化され，マニュアルも用意されており，学会主催の研修会やワークショップなどで修得することができます。

　健康心理カウンセリングでは，当該技法を適用した結果，健康行動が身につき，不健康行動が改善され，主観的なウェルビーイングも向上したかどうかを評価します。実践記録や一連の成果は，実践者が学会で報告し，学術雑誌に投稿し，専門家集団共通の知的財産として蓄

積します。

3. 集団を対象とした査定

　集団の健康問題を解決するための査定には，特定の集団を対象とした大がかりな社会調査（survey）が必要となります。印刷された質問紙を，対象となる集団に直送し，自己記入の上返送してもらう郵送法や，自宅を訪問して回答を回収する留め置き法，電話による聴き取り法，さらにはメールや Web を利用する方法などが用いられます。

　厚生労働省のホームページ（http://www.mhlw.go.jp）を見ると，国民の健康に関わるさまざまな調査資料が定期的に掲載されています。人口動態統計，国民健康・栄養調査などの資料は，日本の健康問題を考えるための最も基礎となるデータです。

4. 集団を対象とした介入

　集団の健康問題を解決するための健康心理学的な介入としては，国家規模で行う法律の策定や改正があります。

(1) 自殺の抑止

　自殺者数を減らそうと自殺対策基本法が 2006 年につくられ，2016 年にはその改正が行われました。基本法では，「自殺は個人的な問題としてのみとらえるのではなく，背景にさまざまな社会的な要因があることを踏まえ，社会的に取り組まなければならない」という認識に立って自殺総合対策大綱が 2007 年に策定されました。1）自殺は追い込まれた末の死であること，2）自殺は防ぐことができること，そして 3）自殺を考えている人は悩みを抱え込みながらもサインを発しているとの共通認識に立って，予防（prevention），介入・相談（intervention），そして遺族のケアという事後対応（postvention）という 3 つの取り組みのもとに 9 項目からなる重点施策を掲げ，10 年で自殺者数を 20％低下させるという数値目標を掲げて見事達成しました。国主導の，保健所や精神科医療担当者，カウンセラーから民間ボランティアまでを総動員した大プロジェクトは，健康心理学的介入の見本となっています。

(2) 交通事故抑止

　もう１つ，法改正によって健康指標が大きく改善された例が道路交通法改正による事故数減少です。まず 1969 年に交通切符制度を導入する改正が行われ，10 年後には事故総数が３割減少し，事故死者数は半分になりました。2002 年の飲酒運転に対する罰則強化は，飲酒事故総数を 10 年で４分の１に減少させました。

　このように，法律の改正は国民全体の健康指標（自殺者数や交通事故死者数）の改善に強い影響力をもつことがわかっています。国家規模の法改正は，集団を対象とした健康心理学的介入のモデルとなります。

(3) 健康日本 21

　運動，栄養・歯科衛生，禁煙などの健康行動を強化しようと，健康日本 21 という健康増進運動が 2001 年から国家規模で開始されました。これに連動して健康増進法が 2002 年に公布され，その 25 条に公共施設内での間接喫煙防止が盛り込まれました。それ以来，多くの大型商業施設内や学校，病院などの医療施設では敷地内禁煙が定着しました。公共の乗り物や駅ホーム，タクシーや飲食店などでも禁煙が定着しました。法による喫煙行動の抑制力の強さを皆さんも体感しましょう。喫煙が原因となる癌や心疾患の患者数は未だ減少するには至っていませんが，疾病の発症にかかる時間を考慮すれば，20 年くらいの時差をもって効果は現れてくるものと思われます。

　このように，集団の健康を増進させるには，法による規制が効果をもちますが，単に法律をつくり，厳格に法を守ることを強要し，違反した場合に厳罰を処するといった取り組みだけでは，健康行動は定着しません。1920 年代の米国での禁酒法が効果をもたなかった事実や，禁止薬物の取り締まりを厳格化しても犯罪行為が減らない現実をみるだけでその困難さは相当なものです。

　そこで，個々の人々が自発的・積極的に健康行動を獲得し，維持・促進させる仕掛けがいくつか用意されています。健康増進のための「健康信念モデル（health belief model）」を用いた健康心理カウンセリングや，健康行動への気づきから健康行動の実行・維持へとステップアップする人々への効果的な介入モデル（transtheoretical model）などは，健康心理学的介入の定番技法となっています。

　健康心理学は，集団の健康度を高めるために貢献できます。健康心理学を学んだ人は，単にカウンセラーや医療関係施設での専門家を目指すのではなく，厚生労働省などの行政府で保健医療関連の法改正や新法づくりに関わる行政官や政治家，地方自治体で保健医療関連の条例づくりを担当する行政マンも目指してほしいものです。

5．予防の視点

　健康心理学の使命は，人の健康をさまざまな観点から支援することなので，病気にならないような「疾病予防」はもとより，病気になった人がより良い療養行動をとれるように患者への「療養支援」も含まれます。医療者による人的ミスを軽減する「リスクマネジメント支援」は，間接的に患者へのサービスにつながります。

　また日本では，大規模地震や火山噴火，台風などによる災害は避けられないので，せめて人的被害を軽減する「防災・減災支援」や，災害後のメンタルヘルスを支援する「回復支援」も健康心理学の対象となります。さらに人々が居住する地域の健康度，言い換えれば健全度を高め，維持する「地域づくり」もまた健康心理学の実践対象となります。

　こうしたさまざまな健康心理学の実践に共通する考え方は，事が発生してからでは遅い，事前に予測し対処法を準備し，事が発生してからは大事に至らないように対応するという予防（prevention）の視点に重点をおいたものです。

第2章

メンタルヘルス問題の予防に果たす
健康心理学の貢献

活かせる分野

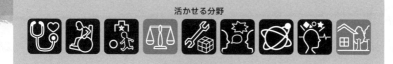

　健康心理学における大きな「強み」は，心理的支援としての「予防」と「実践」にあります。第2章では，メンタルヘルス問題に果たす健康心理学の貢献について，その「予防」と「実践」，さらに「予防」を「実践」に結びつけた例を解説していきます。健康心理学では，精神疾患・メンタルヘルス問題に対して治療やその後のフォローアップではなく，「予防」の観点で語ることが多くあります。その内容は，大きく2つに分かれます。1つは，人々が精神疾患・メンタルヘルス問題に陥ることを前提とした個別型・選択型・全体型の予防介入です。個別型予防とは，精神疾患と診断されてはいないものの，すでに症状を呈している人が悪化しないように将来の予防を意図して行われます。選択型予防とは，ハイリスクな人たちが対象となり，スクーリニングを経たのちに，症状がでないように対処を行います。最後に，全体型の予防とは，兆候もない健常な人たちを対象に将来に備えさせる予防です。これらの「予防」では，ストレッサー（ストレス源）の程度を低減させたり，対処や備えを行わせるために防御要因を強化します。こちらは，ストレスマネジメントとよびます。一方，精神疾患・問題を想定しないで，ポジティブ・メンタルヘルス，すなわち幸福感や生活の質をアウトカムとするメンタルヘルス・プロモーションおよびポジティブ心理学も直接的ではないにせよ，「予防」に貢献します。メンタルヘルス・プロモーションは，肯

定的なメンタルヘルスを増強する行動を行わせ，レジリエンス（精神的回復力）を増強させ，人々に活力を与えることを目的としています。

　第2章では，1節でストレスマネジメントについて，すなわちストレスに対する個人の対処能力を高めたり，避けるための方法について解説していきます。2節では，肯定的なメンタルヘルス状態をつくることを目的にしたメンタルヘルス・プロモーションについてその実践内容を紹介します。

1節　ストレスマネジメント

1. ストレスマネジメントとは

　健康心理学の分野において，「ストレスマネジメント」は，メンタルヘルスの不調を改善，予防し，人々の心身の健康を維持増進するための取り組みの1つとして，中核的な位置づけにあります。最近は，ストレスをマネジメントするということは，単にリラクセーションを行うことだけではなく，ストレスに対する個人の対処能力を高め，避けることの困難なさまざまなストレッサーとうまく付き合っていくことを意味することが多くなっています。

　このようなストレスに対する対処能力を高めることは，今や個人の問題だけでなく，社会全体の課題であるといえます。例えば，産業領域において，仕事による強いストレスが原因で精神障害を発症し，労災認定される労働者が増加傾向にあることを背景として，2015年12月から労働安全衛生法に基づくストレスチェック制度が新しく創設されています（厚生労働省，2015）。また，勤労者に限らず，不登校やいじめなどに代表されるような学校不適応の問題においても，学校ストレスとの強い関連性が指摘されており（嶋田，1998），学校教育領域においてもストレスマネジメント教育が広く普及するようになってきました。学校教育における生徒指導の指針となる生徒指導提要（文部科学省，2010）にも，教育相談でも活用できる新たな手法としてストレスマネジメント教育が紹介されています。医療領域においても，ガンなどの慢性疾患や睡眠障害をもつ人の心理的援助などにもストレスマネジメントの要素は取り入れられているほか，事件・事故や大規模災害時における心理的援助においても，PTSDの予防や日

常生活の回復に大きな役割を果たしています。以上のようにストレスマネジメントは，心身の健康や社会生活上の問題を抱えている個人を対象とした治療的意義を含むものから，学校や企業での集団を対象とした予防的意義を重視したものまで，活用される領域も多岐にわたっています。

(1) ストレスの生起する仕組み

　一般的に「ストレス」という言葉で表現される状況は，ストレスを引き起こす刺激や出来事である「ストレッサー」と，ストレッサーを経験したときに心や身体に生じるネガティブな変化である「ストレス反応」に分けることができます。しかしながら，同じ刺激や出来事を経験したとしても，皆が同じストレス反応を表出するわけではありません。ストレス反応を表出するか否かという点や，その表出の仕方や程度には大きな個人差があります。この個人差が生じる観点に大きな影響を与えたのが，ラザルスとフォルクマン（Lazarus & Folkman, 1984）が提唱した「トランスアクショナルモデル」です。このモデルでは，ストレスを「単なる反応でもなく，それを引き起こす刺激でもなく，生体と環境との相互作用的な交渉の中で，ストレスフルなものとして認知（評価）された関係性と，それに対抗しようとする一連の意識的な努力（コーピング）の過程」であると説明しています。すなわち，「ストレッサー」と「ストレス反応」の間には，これをストレスフルなものであると感じるかどうかの「認知的評価」や，これに対抗しようとする「コーピング（対処方法）」という重要なプロセスが存在し，これがストレス反応表出の個人差につながるということです。

(2) ストレスマネジメントプログラムの基本的な構成要素

　以上のように，現在さまざまな領域で実践されているストレスマネジメントは，ストレスが生起する仕組みをストレッサー，認知的評価，コーピング，ストレス反応などの各要素に分けてとらえることが多くなってきました。このようにとらえることによって，ストレス反応の軽減のために働きかけるべきポイントが明確になり，アプローチの選択肢が拡大します。

その中で，ストレッサーに対しては，ストレスであると感じる出来事そのものを取り除いたり，変化させたりするような働きかけ（環境調整）を行うことが可能です。例えば，人間関係に関することがストレッサーである場合は，苦手な人に会わないように避ける，仕事がストレッサーである場合は，別の会社に転職して職種を変えるなどが考えられます。しかしながら，私たちが日常生活を営んでいく上で，「仕事」「勉強」「人間関係」などのストレッサーをまったくなくしたり，変えたりすることが難しいことも事実です。そのような場合には，ストレッサーのみを変容させることにこだわらず，他のストレスプロセスに働きかけることによってストレス反応の軽減を目指すことも可能です。

　他のストレスが生じるプロセスへの介入の代表格としては，「認知的評価」に対するアプローチが考えられます。これは，認知的再体制化（認知再構成）ともよばれ，たとえ避けることが困難なストレッサーであっても，その出来事に対するとらえ方を変容することができれば，ストレス反応の表出を軽減することが可能であるということです。例えば，「メールやラインをした際に相手からの返事がない」という出来事を経験した場合には，「嫌われているからだ」と受け止めれば，悲しみや不安といった強いストレス反応が生じることが予想されますが，「きっと返信ができないくらい，忙しいからだ」と受け止めれば，それほど強いストレス反応の表出には至らないことも期待できます。

　さらに，コーピングに対するアプローチには，ソーシャルスキル・トレーニング（SST）を始めとする「行動的技法」があります。これは，ストレッサーに対して具体的に対処する技術を身につけるということです。例えば，「部屋の鍵をなくして，自分のせいにされた」という出来事を経験した場合には，その状況をそのまま受け入れてしまうと，「不満や怒り」などのストレス反応を生じる可能性が高くなることが予測されます。しかしながら，自分のせいではないことをうまく主張することができれば，当初ほどの強いストレス反応を表出しなくてすむことも期待できます。

　最後に，ストレス反応そのものにアプローチする方法もあります。代表的なものとして「リラクセーション」や，「アクティベーショ

ン」があります。どちらも，不安や緊張，怒りなどの心の反応が生じているときには，身体にも筋肉の硬直や血圧の上昇などの変化が起きていることを利用し，身体の状態を変化させることで間接的に心理的な反応の表出を抑えようとするものです。リラクセーションの技法には，漸進的筋弛緩法や呼吸法などがあり，アクティベーションは適度な運動を主体としてストレス反応の軽減を目指します。狭義のストレスマネジメントは，この4つ目のプロセスであるストレス反応に対する直接的な働きかけ（リラクセーションやアクティベーションなど）のみをさす場合もありますが，現在では，ストレスマネジメントは，心理的ストレスの生起プロセス全体に対して包括的に働きかけることが主流になってきました（嶋田，2004）。

2．ストレスマネジメントの効果を上げるための着眼点

　以上のように，ストレスが生じる仕組みを理解することによって，さまざまな側面からのアプローチが可能となります。いずれのプロセスにアプローチする際にも重要となることは，ストレッサーに対する受け止め方や対処の方法は多種多様であり，ある特定の「望ましいやり方」が先に決まっているわけではないという点です。特に，予防的な観点からストレスマネジメントを実践する際には，今後どのような種類のストレッサーに出会ったとしても，それに応じて柔軟に対応することができるように，可能な限りたくさんの種類のコーピングを身につけ，それをストレス状況に応じて適切に使い分けることができるような判断力を併せて身につけてもらうことが，最も重要であるといえます。言い換えれば，ストレス反応の軽減に対して効果があるコーピング，すなわち「機能する」コーピングを適切に選択することができるようになることが，ストレスマネジメントの大きな目標です。

　このコーピングは，ラザルスとフォルクマン（Lazarus & Folkman, 1984）が，「負荷をもたらす，もしくは個人のあらゆる資源を超えたものとして評定された特定の外的，内的な要求に対応するためになされる，絶えず変動する認知的，行動的な努力である」と説明しています。すなわちコーピングは，他者からも容易に観察可能である行動的な反応だけではなく，認知的な反応も含む概念としてとらえられています。神村ら（1995）は，このコーピングを，3つの軸（問題焦点

－情動焦点，関与－回避，認知－行動）の組み合わせから8つの種類に分類しています。問題焦点型コーピングは，問題解決の計画を立てる，情報を集める，あきらめる，責任を逃れるといった，おもにその問題にどのように向かい合うかに主眼をおいた対処方法です。一方，情動焦点型コーピングは，良い面を探す，誰かに話を聞いてもらう，くよくよ考えないようにする，気晴らしをするなど，ネガティブな心の状態を鎮めることに主眼をおいた対処方法です。どの方法にも長所や短所があるため，自身が普段よく使っているコーピングの特徴や，逆にあまり使わないコーピングの種類を自覚し，普段の自分なりのやり方ではストレス状態にうまく対処できないときには，それだけに固執せず，他の対処方法に柔軟に切り替えることができるような態度をもつことが重要です。

(1) ストレスに対して「機能する」コーピング

　先に述べた「機能する」コーピングという考え方についてヒントをくれたのが，ラザルスとフォルクマン（Lazarus & Folkman, 1984）の領域合致仮説（Goodness of fit hypothesis）です。これは，ストレッサーとなっている出来事について，コントロール可能性が高い（直接的に解決できそうだ）と感じる場合には，問題を具体的に解決するための方法を選択したほうがストレス反応の軽減には近道です。一方，コントロール可能性が低い（直接的には解決することが難しい）と感じる場合には，無理に問題に取り組もうとするのではなく，気持ちを落ち着けるための方法を選択するほうがストレス反応の軽減には有効であるという考え方です。すなわち，ストレッサーをどのように認知（的評価）するのかによって，効果的なコーピングが異なるということです。そして，最近の研究においては，ストレッサーに対する認知だけでなく，自分の選んだコーピングの効果をどのように認知しているのかということも，ストレス反応の軽減に影響を与えることがわかってきています。

　例えば，オノら（Ono et al., 2005）は，コーピングがストレス反応の軽減に機能するかどうかを判断する観点として，1）コーピングの結果に対する満足の程度および，2）コーピングの選択そのものについての満足の程度が影響することを報告しています。これは，たと

え当初のコーピング選択の目的が十分に果たされなかったとしても，「できることはやった」など，自分の選んだコーピングそのものに対して満足であると認知していれば，ストレス反応の表出はそれほど多くならないということを意味しています。また，森本ら（2012）は，コーピングを選択した理由をどのように認知しているのかによって，ストレス反応表出の程度自体にも違いが生じる可能性を示唆しています。すなわち，同じコーピングであっても，「それをすれば嫌な気分から逃れることができるから」といったような回避的な理由で選択した場合は，そうでない場合と比較してストレス反応が軽減しない可能性が高いこと，そして特に情動焦点型コーピングを用いる場合にこの傾向が強くなることを指摘しています。

　このように，領域合致仮説が示唆するストレッサーに対する認知的評価とコーピングとのマッチング以外にも，肯定的結果への期待（鈴木，2006）など，なんらかの目標をもってコーピングを選択しているかといったように，コーピングが機能的であるかどうかを左右する要因が複数存在することを考慮すると，どのような場合に，どのようなコーピングを，どのように用いると効果的であるかに関しては，かなりのバリエーションが存在し，また機能的側面の個人差も大きいことが予想されます。

（2）個人の QOL に寄与するコーピング選択
　人の行動を心理学的に理解する方法の１つに，「三項随伴性」という考え方があります。これは，行動を「先行刺激（A: antecedent）」－「行動（B: behavior）」－「後続する結果（C: consequence）」の３つの枠組みに基づいて整理し，その行動がどのような条件で生じ，どのような結果が随伴することによって維持されるのかを理解する枠組みです。例えば，「勉強する状況（A）」がストレッサーであった場合に，気晴らしのために「遊びにいく（B）」という行動をコーピングとして選択した場合には，やりたくない勉強から逃れることができ，「ストレス反応が軽減する（C）」という短期的には本人にとってプラスの結果が随伴するため，気晴らしのために「遊びにいく（B）」という行動を選択する頻度は増えることになります。しかしながら，「勉強する状況（A）」のたびに，気晴らしのために「遊びにいく

（B）」という回避行動が頻回に使用されると，勉強に取り組まない状況が長期化し，「学校を卒業することができない」，「希望の進路に進めない（C）」などの長期的にみて不利益な結果を生み出してしまうかもしれません。すなわち，本人が勉強を適切にこなして希望の進路に進むことを望んでいる場合には，気晴らしのために「遊びにいく（B）」という回避行動としてのコーピングは，長期的にみると QOL を低下させる選択となってしまう可能性があるのです。

　また，森本ら（Morimoto et al., 2013）は，職場におけるストレスの場合，自分の選択したコーピングが職場内の他者からどのように評価されるのか（職場の雰囲気との適合性の評価）が，ストレス反応表出の程度の差異に影響を及ぼすことを指摘しています。例えば，「仕事が忙しい状況（A）」において「欠勤する（B）」というコーピングは，本人にとっては「ストレス反応が軽減する（C）」という機能を有しますが，他の従業員にとっては「1 人休んだせいでさらに自分の負担が増える（A）」という新たなストレッサーとして機能してしまう可能性があります。このことは，結果的に環境変数としての職場での居心地をよりいっそう悪くし，欠勤するコーピングを行った本人にとっても悪循環を生み出してしまうことになります。このように誰かの行ったコーピングが他者のストレッサーとして機能してしまうと，新たなストレッサーを生み出すことにつながるだけではなく，職場集団としてのストレスマネジメントの意義が全体的に低下してしまいます。したがって，集団を対象にストレスマネジメントを行う際には，そのコーピングが周囲や本人に対してどのように機能するのかといった，相互の関係性のあり方（相互随伴性）を考慮することが重要です。これは，成人の職場集団に限らず，学校のクラスや地域住民などの日常生活の場となる集団を対象としたストレスマネジメントにおいても特に重要な視点です。

　以上のことを踏まえると，心身の調子が悪いときには休む，気晴らしをするという単純な支援ばかりではなく，ストレスマネジメントの対象となる個人が本来望んでいる（価値をおき，正の強化が得られるような）行動はどのようなものであるか，ストレス反応が生じる前にもその行動のレパートリーを十分に有していたのか，ストレス反応によってその行動の遂行がどの程度妨害されているのかを分析する視点

をもち，どのようなストレスマネジメントの方略が，その個人にとっての適応行動（QOL）の促進に寄与するのかを十分に検討する必要があるといえます。また，それを達成するためには，当該のコーピングを使った結果，実際にストレス反応を軽減することができたのかをその個人がセルフモニタリング（自己観察）できるように援助することも肝要な視点です。

3.　本節のおわりに：コーピングのレパートリーを増やす

　本節では，ストレスマネジメントの基本的な考え方と，その有効性を高めるための着眼点についてまとめました。冒頭にも述べたように，ストレスマネジメントは，多くの領域で活用される汎用性の高い方法論的枠組みです。昨今，広くその考え方が浸透してきたからこそ，ストレスマネジメントとして「こんなときにはこうしましょう」という一義的な指導をするという段階からのステップアップを図る時期に来ていると考えられます。そして，本来の「その人らしさ」を取り戻すことに役立つように，「コーピング」の選択の仕方やその使いこなし方も同時に身につけていくことが，今後ストレスマネジメントの研究や臨床実践に携わる者にとって，大きな役割になると考えられます。

2節　メンタルヘルス・プロモーション：
　　　メンタルヘルス問題の予防，そして普及活動へ

　WHO は，メンタルヘルスを「個々人が自身の能力を認識し，人生における通常のストレスに対処することができ，生産的でしかも有益に働くことができ，そしてコミュニティへの貢献を行うことができるウェルビーイングの状態（身体的，精神的，社会的に良好な状態）」と定義しています（Herrman et al., 2005）。精神疾患やメンタルヘルス問題は，ウェルビーイングの状態が壊れたり崩れたりした状態と理解できますが，対症療法とは別に，予防措置の観点に立てば2つの対処の方法が考えられます。
　1つは，ストレス性疾患やメンタルヘルス問題，および精神疾患への罹患を想定し，それらの予防に焦点を当てたストレスマネジメント

養護教諭が担う学校ストレスマネジメント教育

　学校で教えられる教育の中に健康教育があります。この教育は，子どもたちの心や身体が健康に育っていくことを目的にした教育であり，保健活動としてたいへん重要視されています。健康教育で取り扱うことがらはたくさんあります。歯磨き，手洗い，うがい，運動といった身体の健康を保つための日常的な活動だけでなく，友だちとの付き合い方や悩みの解決の仕方のように，生活行動や心の落ち着き方なども含まれています。そしてストレス対策もまた健康教育にとって重要なテーマです。ストレスを克服する経験は心や身体の成長にとって必要なことですが，あまりに多くのストレスを受けると良くない影響が出ることがあります。そのため，ストレスと上手に付き合う方法を学校で教えていくことが必要です。

　ストレスを管理し，健康を保つ方法に関する教育をストレスマネジメント教育とよびます。日本の学校では 1990 年代に試験的に実践され始め，今ではあらゆる児童・生徒に対して教えることが重要視されてきています。健康教育の担い手は養護教諭であり，ストレスマネジメント教育もまた養護教諭を中心として多くなされてきました。しかし最近では，養護教諭が担任の先生と一緒になって総合の時間やロングホームルーム，あるいは体育など多くの授業で実施されるようになっています。また，加えてスクールカウンセラー活動の 1 つとして，相談に来た子どもたちにストレスマネジメント教育を実践する機会も増えてきました。

　授業などでストレスマネジメント教育を受ける対象者は，小学校 1 年生から大学生にまで及んでいます。その内容は，「イライラしない方法」，「身体を使ってスッキリしてみる」，「ゆったりとした気持ちで勉強が進むやり方」，「物事の受け取り方を変えて気軽になる」，「ポジティブな考えでやる気を起こす」など，学校内で感じたり起こったりすることがらに関してストレスに悩まされない，さまざまな対処方法が教えられ，実践されています。

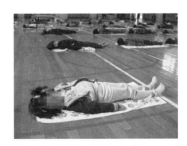

リラクセーショントレーニング（小学生）

認知行動療法をもとにした
学校ストレスマネジメント・プログラム

　最近になって，認知行動療法を基盤とする学校ストレスマネジメント・プログラムの実践が行われ，その効果も報告されています。そして，それらを年間の学校設定科目として必修化している高校もあります。ここでは心理臨床の実践のため，先生方の補助として，学校現場におけるストレスマネジメント・プログラムの授業について紹介します。このようなプログラムは，生活上避けることが困難なストレッサーとの適切な付き合い方を学び，適応行動の遂行を妨害するレベルのストレス反応を減らすことを目的としています。プログラムはおもに，導入（心理教育や自己理解等），認知（認知的再体制化等），行動（コーピングスキルの獲得，問題解決訓練等），情動（リラクセーション技法の獲得等），総合（学習内容の日常生活への応用等）の5つから構成されており，心理的ストレス過程へのマネジメント方略を包括的に学ぶことができます（嶋田ら，2010）。

　授業実施の際には，授業のパッケージ内容を整備していくだけでなく，包括的パッケージ・プログラムを個人差のアセスメントに基づいて工夫しながら実践していくことが重要です。例えば，「休み時間1人で本を読んでいる児童生徒」が見受けられたときに，その児童生徒が「本当は周囲と話したいのにどうしたらよいのかわからない」のか，「周囲と他愛もない会話をするのは時間の無駄だと考えている」のかによって，当該児童生徒に対するプログラムの用い方は変わってきます。前者の場合は，会話のコツ（話し上手でなく，聞き上手になることで会話が弾む等）の獲得を目指し，後者の場合は，当該児童生徒に生活困難感がないのであれば，自己理解（自分がどのようなときにどのような認知や行動をする傾向にあるのか）を深め，必要なときに周囲からのサポートが得られるような準備状態を整えることを目指します。

　このように，学校のストレスマネジメント・プログラムは，一般的な知識教授を行うだけでなく，「個別化」の手続きをうまく組み込むことが重要です。そのためには，授業時間内だけでなく，休み時間の様子，教師とのコミュニケーションなど，さまざまな場面から児童生徒の様子を把握することが必要です。現在，プログラムは，スクールカウンセラーや養護教諭が担うことが多いですが，健康心理士の活躍も期待できます。

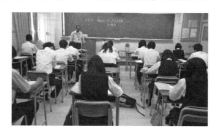

働く人の立場になった企業内のストレスマネジメント

　企業対象の研修講師として，顧客企業の社員を対象に，1〜2日間の研修を行っています。その研修内容の1つにストレスマネジメントがあります。企業のストレスマネジメントの取り組みとしては，職場の環境改善を図る1次予防，不調の社員を早期発見する2次予防，復職支援を行う3次予防があり，ストレスに関する社員教育はそれらの取り組みの一環といえます。

　さて，外部の立場で研修を行うには，まずお仕事として発注をいただかなくてはいけません。研修プログラムを企画・提案し，他社との競合など

ストレスマネジメント講座のカリキュラム例

	大枠	時間	PART	目的	学習項目
1日目	セルフ・ストレスマネジメント【自分自身のケア】	AM	PART1. ストレスマネジメント基礎知識	ストレスマネジメントのポイントを，これまでの自身の生活を振り返りながら学んでいき，自分に可能な対策を考える	・ストレッサー ・ストレス反応 ・ストレスコーピング ・リソース
		PM	PART2. ストレスを減らす考え方	認知に注目し，ストレスを招く自分の考え方のクセを知り，ストレスフルな出来事から気持ちを立て直す方法を学ぶ	・考え方のクセ探し ・ビリーフ・チェンジ（認知再構成法）
2日目	チーム・ストレスマネジメント【管理職としてのラインケア】	AM	PART3. チームのためのストレスマネジメント	1次予防として，管理職にできるストレスの少ない職場環境づくりのポイントと，2次予防として，ストレスにより心の調子を崩したメンバーへの対応方法を学ぶ	・仕事の要求度ーコントロールモデル ・努力ー報酬不均衡モデル ・ソーシャルサポート ・心の不調者への対応
		PM	PART4. チームを元気にするコミュニケーション	管理職として必要な，メンバーのストレスを下げ，チームを活性化するコミュニケーションスキルを学ぶ	・傾聴 ・アサーション ・ストローク

も経て，受注するまでが1つの関門です。無事受注できたら，研修の目的，期間，対象者の職位や年齢層，研修室の様子などを材料として，プログラムを練りこみます。プログラムの内容は，健康心理学の知見も取り込みますが，そこにすべての答えがあるわけではありません。「心」の世界のあやふやなところも踏まえて，どんなことをメッセージとして伝えていくかは，毎回頭を悩ませる部分です。

　当日は，研修の参加者とは「はじめまして」からのスタートです。まずは，この人の話を聞いてみようかな，という気持ちになってもらう必要があります。その点で健康心理士などの資格はその後ろ盾になるでしょう。しかし，働く現場の苦労も知らないで理屈や理想的なことばかり言っても受け入れてもらえません。心理学の知見と，1人の人間として組織で働く苦労がわかるという両面が，参加者から心を開いてもらう上では重要です。

　管理職対象の場合は，セルフケアと部下に対するケアの両面を扱います。管理職の方には，「自分は若いころ，ひたすらストレスに耐えてきたのに，部下に対してはケアをしなきゃいけないのか」という気持ちもあります。また，彼らは部下のケアもしつつ，成果も上げなければならないという苦しい立場です。そういった気持ちも含めて参加者同士が悩みをオープンにできる雰囲気づくりが大切です。研修を終えた後，「なんだかスッキリしたな，また頑張ろう」という気持ちになってもらえることを大切にしています。

　以上，企業研修の場は，健康心理学の関心事である「集団に対する予防的介入」を実践する興味深いフィールドです。ぜひ新しい仲間をお待ちしています。

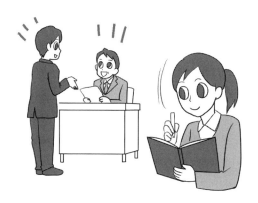

（ストレスの自己管理）です。一方，肯定的なメンタルヘルスの状態を保持する，あるいは強化するために行う行動の推奨に焦点を当てた対処としてメンタルヘルス・プロモーション（MHP: mental health promotion）があります。本節では，後者の内容について解説を行っていきます。

西オーストラリアにおいて MHP キャンペーンを積極的に展開しているドノバンとアンワー・マクヘンリィ（Donovan & Anwar-McHenry, 2015）は，MHP を「コミュニティおよび人々，両者の対処能力を増加させることによって，またメンタルヘルスに影響を及ぼす環境を改善することによって，メンタルヘルスとウェルビーイングを最大化させるようにデザインされた介入」と定義しています。本節では，近年，欧米で行われている MHP を紹介しつつ，プロアクティブ（proactive：積極的に先を見越して行う）な観点を強調した MHP 活動の実際を紹介します。

1. メンタルヘルス問題*に関わる従来の対応と諸外国の試み

最初に，従来から行われてきたメンタルヘルス対策を整理することにします。従来，メンタルヘルスに関わる対応は，日本に限らず，どの先進諸国においても，1）専門家による治療・心理療法，2）復職・復学支援などの回復支援，また 3）質問紙調査などを用いてスクリーニングを行った上での初期介入，が中心でした（Donovan, Henley et al., 2007）。たとえ「備える」という観点が存在していたとしても，地域，職域，学校において管理者となる立場の人が人々を見守りながら，彼らに兆候が現れた段階で専門家に委ねるという形が一般的であり，一次予防の観点が希薄であったように思います。

では，メンタルヘルス問題の一次予防とはどのようなものでしょうか。MHP は，肯定的なメンタルヘルスの構築に焦点を当てており，精神疾患の予防，また初期介入の内容とは趣が異なります。従来，学校や職域においては，肯定的なメンタルヘルスを構築する目的で多く

---

* ドノバンら（Donovan et al., 2006）によれば，メンタルヘルス問題（mental health problems）や精神疾患（mental disorders）は，人々の生活や生産性を妨害する認知的，情動的，行動的な精神疾患の範囲（spectrum）としているが，メンタルヘルス問題は精神疾患と比べて深刻ではなく，期間も短い状態として区別している。

の介入プログラムが実践されており，地域レベルで行われているほとんどのキャンペーンでは，特定の精神疾患への気づきを高めること，またストレス低減や対処方略についての教育，救いや助けを求めること（help seeking）の奨励，メンタルヘルス問題の初期発見や治療，そして精神疾患に対する偏見を払拭させることなどが行われていました（Patterson, 2009; Saxena & Garrison, 2004）。最近では，日本においても，医療機関への通院の敷居を低くするなどのスティグマ対策，うつ病患者への支援者教育，さらには例えば「眠れていますか」というキャッチコピーのように，うつのシグナルに気づかせるポピュレーション・アプローチも行われ始めています。しかし，これらの対策では，特に一次予防に関する対応が十分とはいえず，予防に関する具体的内容やそのプロモーション方略の開発が望まれています。

　最近の MHP としては，人々に対して，メンタルヘルスについての意識を高めさせ，メンタルヘルスに良い行動をとるようなキャンペーン活動が積極的に行われるようになっています。これらの活動は，先進諸国の例にみることができます。国民保健サービス・ヘルス・スコットランド（NHS Health Scotland）は，ポジティブ・ステップ・フォー・メンタルヘルス（positive steps for mental health；メンタルヘルスを良い状態に保つために行う，前向きで積極的な手段・措置）と見なす行動について，それらのエビデンスの強さを評定しました。その中で，エビデンスが高い行動は，身体を動かすこと，規則正しく食事を摂取すること，適度な飲酒を行うこと，新しいスキルを学ぶこと，創造的で精神的なことがらを行うこと，自分や相手を大切にすること，感じていることを人に話すこと，友人や家族と連絡を取り合うこと，他者の世話をすること，社会的貢献を行うこと，人に助けを求めること，仕事と生活のバランスをとること，自然と接触すること，が挙げられ，これらを良好なメンタルヘルスを保つために必要な具体的行動として積極的に推奨しています（Friedli et al., 2007）。カナダにおいても同様の推奨を行っており，ポジティブ・メンタルヘルス（positive mental health）を構築する 5 要素として，1）人生を楽しむ能力，2）人生における挑戦的課題に対処する能力，3）情動的な安寧，4）精神的価値，5）社会的つながり，と位置づけ，さまざまな情報ツールを用いて，これらの行動を奨励しています

(Canadian Institute for Health Information, 2009)。

　西オーストラリアでは，さらに積極的に，アクト・ビロング・コミット・メンタリィヘルシイ・西オーストラリア・キャンペーン（Act-Belong-Commit Mentally Healthy WA Campaign; Donovan, James et al., 2006; Donovan, James et al., 2007; Donovan & Anwar-McHenry, 2014, 2015; Donovan et al., 2016; Laws et al., 2008）が行われており，人々がこのキャンペーンで奨励された行動を「プロアクティブ（proactive：ことが起こる前に，先を見越して前もって）」に実践するように，また意図的に実践するように積極的な情報提供が行われています。ドノバンら（Donovan, Henley et al., 2006）は，このキャンペーンを開始するにあたって，西オーストラリアに住む 1,000 名および地域に住む 500 名の男女に対して電話による調査を行いました。調査対象者は，管理的立場にある 4 種類の人々（保護者，教師，コーチ，および管理者）に分類され，彼らが管理，また世話をしている人々が，どのようなことがあったとしても精神的に健康状態を保てるように，彼らが働きかけることができると考えていることがらを調査しました。そこで共通してみられた内容は，

　　①刺激を与えること
　　②肯定的な強化を行うこと
　　③良好なコミュニケーションを保つこと
　　④隠し立てせずに，共感して問題を認識し，対処すること
　　⑤身体活動を確保させること
　　⑥働かせすぎないで適切な休憩を与えること
　　⑦目標を設定すること
　　⑧過小評価や過度に批判的にならないこと
　　⑨家族や他者との関係を深めるようにすすめること

でした。また，ドノバンら（Donovan, James et al., 2007）は，精神的に健康な人に貢献する要因を調査し，それらの内容を Act-Belong-Commit の活動として集約し，プロモーション活動を行っています（Donovan, James et al., 2007; Laws et al., 2008）。

以上のように，先進諸国においては，専門的なメンタルヘルス・サービスにおいて精神疾患・メンタルヘルス問題の発症を予防・治療を行う一方で，積極的に予防措置を目的とした行動を奨励する MHP が実施され始めています。これらの試みは，共通して，うつや不安の低減に焦点を絞るのではなく，ポジティブ心理学，あるいはポジティブ・メンタルヘルスの強化によってメンタルヘルス問題の予防をとらえている点で興味深い取り組みです。

2. 被災地の子どもを対象にしたメンタルヘルス問題の予防行動キャンペーン

　筆者は，被災地の子どもを対象にしたメンタルヘルス問題の予防キャンペーンを行ってきました。現在，被災地では，被災後数年を経て，特別に配慮が必要な人々の数は限られています。しかし，すべての人々が被災し，心的トラウマを共通して体験しているために，今後長く続く復旧・復興の期間に新たなメンタルヘルス問題として表出する可能性があります。ところが，現在までのところ，どのような方法がメンタルヘルス問題の一次予防に役立つのかについては示されていません。

　筆者は，その方法として，1 つは学校で行えるストレスマネジメント教育を推奨し，もう 1 つはメンタルヘルス問題の予防行動のキャンペーン活動として MHP の実施を推奨してきました。前者では，「日常生活・災害ストレスマネジメント教育―教師とカウンセラーのためのガイドブック―」（竹中・冨永，2011）を刊行し，後者では，「こころの ABC 活動」と名づけ，被災地の子どもを対象として，MHP，すなわちメンタルヘルス問題の予防行動キャンペーンを実施しました。以下では，後者の MHP について内容を紹介します。

　「こころの ABC 活動」と名づけたキャンペーンは，被災地の子どもを対象にしたメンタルヘルス問題の予防行動キャンペーンです（図2-1）。この地域は，東日本大震災による津波被害が大きく，被災後数年が経過した段階で，疲労感や虚無感が漂う学校および学級に精神的な活性化をねらった活動が必要とされていました。

　筆者は，「こころの ABC 活動」の内容を開発するに先だって，全国約 300 名の小学校教師を対象に以下のような調査を行いました（早

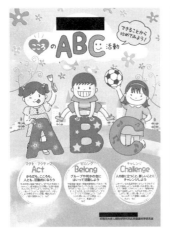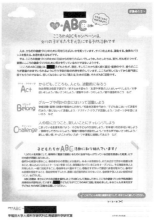

▲図 2-1 「こころの ABC 活動」リーフレット

稲田大学応用健康科学研究室，2016)。調査した質問は，「精神的に安定している児童において，その精神状態に最も貢献する要因や日頃の行動はどのようなものですか」です。その結果，共通することがらが示されました。その後，「こころの ABC 活動」では，それらの項目の中から児童が統制できない内容（例えば，家庭や生活の安定度）を削除し，子どもにとって理解しやすいように，3 つの活動に集約しました。

- A（Act, Active）：身体的に（運動やスポーツ，趣味や楽しい活動に），社会的に（友人や家族との関係強化に），精神的に（読書や音楽鑑賞など精神的な活動に），いまより活動的になること
- B（Belong）：何かの会やグループに所属して帰属意識をもったり，他者からのサポートを受けやすくすること
- C（Challenge）：人の役に立つ活動を行ったり，わずかにできる挑戦的活動を行うことで自分を知り，自信をもつこと

これらを推奨するために，ソーシャルマーケティングの手法（Luca & Suggs, 2010；竹中，2005, 2006）を用いてキャンペーンを実施してきました（図 2-2）。

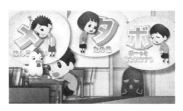

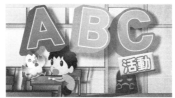

▲図 2-2 「こころの ABC 活動」普及
　　　のためのプロモーションビ
　　　デオ

以下のサイトで視聴できる
https://www.youtube.com/watch?v=fjknz6MhgGY
https://www.youtube.com/watch?v=E7QCdjeVLnl

3. 一般成人対象への MHP

　私たちは，現代社会において，テクノロジー依存，核家族化，都市部への集中，過重労働，急激な環境変化，悲哀を感じるイベントなど，従来と比べてメンタルヘルスを脅かす環境下にあります。例えば，うつ病休職者を支援する NPO「働く者のメンタルヘルス相談室」は，うつ病などの精神疾患によって休職に追い込まれる労働者の数が年間 20 万人と試算しています。また，日本の自殺者数は，ここ数年わずかに減少しているものの，年間 2 万 5 千人に迫る高い水準を保っています（内閣府自殺対策室，2016）。

　以上のように，日本では，メンタルヘルス問題が社会問題として深刻さを増し，官民あげてさまざまな取り組みが行われています。しかし，これらの対策は，対症療法的取り組みや早期発見が中心で，予防措置に言及した取り組みは限られています。震災を契機に始めた MHP ですが，人々のポジティブ・メンタルヘルスを強化することで積極的な予防措置の方法を開発したいと思い，一般成人への応用を探りました。

　この MHP では，フィジカルヘルス・プロモーション（physical

health promotion；例えば，禁煙，運動実施，食事バランスなどの普及啓発活動）と同様に，メンタルヘルスを良い状態に保つ行動を推奨する活動（mental health promotion）の普及啓発を指します。すなわち，メンタルヘルス問題を医療・福祉モデルから地域モデルに転換することをねらっているわけです。本章で紹介している MHP では，職域および地域で実施できる MHP の内容（材料）を示し，その普及活動についても言及し，将来にわたって日本におけるメンタルヘルス問題の予防に貢献することを目指しています（早稲田大学応用健康科学研究室，2016）。

　「こころの ABC 活動」における A，B，C，それぞれの活動は，ポジティブ・メンタルヘルスを得るための活動，すなわちメンタルヘルスの良好な人が行っている活動に基づいています。調査対象者は，全国健康保険協会に所属し，中小企業の従業員に対して保健指導を行っている保健師および管理栄養士 768 名であり，保健指導の対象となっている従業員について，1）メンタルヘルスの良い人の特徴や彼らが日頃行っている行動，および 2）メンタルヘルスの悪い人の特徴や彼らが日頃行っている行動，について自由記述による回答を求めました（表 2-1）。また，彼らを通じて，事業所の上司にあたる人（94 名）に対して，部下に関して同様の問いかけを行い，集計を行いました（早稲田大学応用健康科学研究室，2016）。

　その後，修正不可能な内容を除き，メンタルヘルスの良い人が日常生活で実施している行動として，Act（身体的，精神的，社会的な活動），Belong（集団への所属や社会的活動），および Challenge（ボランティア活動や新規の活動の実施），の 3 要素に集約しました。これらの結果は，ドノバンらの調査結果とほぼ一致し，被災地の子どもを対象とした MHP と同様に，何よりも普及啓発を目的として，人々が理解しやすい「語呂合わせ」として A，B，C という形で示しました（図 2-3）。また，現在，複数の地域において健康診査受診者 265 名を対象に行った質問紙調査においても同様の結果を得ており，ポジティブ・メンタルヘルスを強化する推奨行動（Act-Belong-Challenge）に集約し，それぞれの要素の中で具体的な行動を奨励しています。

　加えて，MHP では，もう 1 つの理論的背景として，近年，うつ病の治療に効果があるとされている行動活性化療法の考え方をもとにし

▼表 2-1　メンタルヘルスの良い人の特徴

保健師・管理栄養士からの回答		事業所の上司からの回答	
内容	度数	内容	度数
趣味がある	439	性格が良い（マイペース，ポジティブ，明るい）	77
性格が良い（社交的，冷静，楽天的，ポジティブ）	411	趣味がある	65
相談相手がいる	265	コミュニケーション能力が高い	64
家庭が円満・安定している	262	ストレスマネジメントができている	34
運動習慣がある	250	切り替えができる	27
友人が多くいる	169	家庭が円満・安定している	22
切り替えができる	160	運動習慣がある	20
コミュニケーション能力がある	144	職場の雰囲気が良い	18
十分に睡眠がとれている	122	友人が多くいる	18
食生活が安定している	109	相談相手がいる	15
生活が規則正しい	107	生活が規則正しい	9
ストレスマネジメントができている	103	社内レクリエーションに参加している	7
現場の人間関係が良好である	97	食生活が良好である	7
健康である	90	十分な睡眠がとれている	7
経済的に安定している	74	適度に飲酒している	6
仕事にやりがいを感じている	63	仕事にやりがいを感じている	5
居場所がある	63	セルフコントロールができている	5
自分に自信がある	60	目標がある	4
十分に休養がとれている	57	能力が高い	4
セルフコントロールできる	56	健康である	4
目標がある	52	経済的に安定している	3
能力・知識がある	43	笑顔が多い	3
余裕がある	41		
必要とされている	38		
笑顔が多い	30		
客観的に考えることができる	28		
職場環境が良い	23		
信念がある	20		
仕事が適量である	14		
地域活動に参加している	13		

ています（例えば，Farrand et al., 2014）。行動活性化療法では，その人が行う自発的な行動が「正の強化」をもたらし，その人と環境との相互作用を改善する働きを行います。「正の強化」とは，その人が行動することで良いことが起こる，つまり行動すると報酬があるという，「行動と報酬の組み合わせ」の数を増やしていくことです。「こころの ABC 活動」は，自分の好きなことを行うと「良いことがある」という報酬を導きやすくなります。

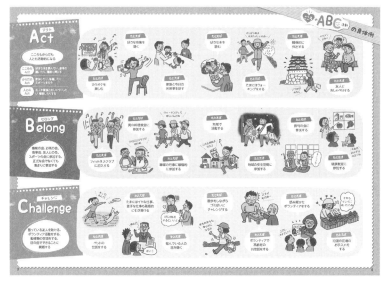

▲図 2-3 「こころの ABC 活動」普及のための冊子の一部

プロモーションビデオは，以下のサイトで視聴できる
https://www.youtube.com/watch?v=ZipT0Tonk8Y
https://www.youtube.com/watch?v=14q12GLchic

4．本節のおわりに：MHP の普及啓発活動

　本章で紹介した MHP の特徴は，単にポジティブ・メンタルヘルス
を強化する行動を推奨することにとどめず，いかに効果的なプロモー
ション活動を行えるか，そしてそのプロモーションが実際に予防措置
として機能するかを考慮している点でユニークな試みと自負していま
す。すなわち，メンタルヘルスを良い状態に整えるために行うべき行
動についての情報をいかに多くの人々に届けることができるのか，さ
らに届けられた情報によって受け手側の知識を増加させ，態度を変
え，「できる」という見込み感（セルフエフィカシー）を高め，実際
の行動の採択にどのくらい結びついているかを評価することです。そ
のため，普及啓発活動としては，ソーシャルマーケティングの方略を
使用し，意図的な戦略をもって普及啓発活動を行っています。
　ソーシャルマーケティングは，従来型の製品・接客マーケティング
を修正した用語であり，行動を理解するためのモデルではなく，健康
関連行動において変化を起こさせるために使用する一連の手続き（包

括的介入）であり，行動変容に影響を及ぼすために行う計画的過程です。ソーシャルマーケティングにおいては，行動実践の普及のために6つの概念が存在します（Gordon et al., 2006）。6つの概念とは，交換（行動実践による恩恵感を高め，負担感を下げる），消費者調査（対象者，またはその下位集団の特徴やニーズ，受け入れの要素を詳細に調査する），セグメンテーション（対象を特徴やニーズによって分割し，下位集団に適合した情報提供を行う），競合（推奨する行動を妨げる条件や競合する行動の存在を考慮する），マーケティング・ミックス（product：推奨行動の魅力づくり，price：推奨行動への負担感，place：推奨行動を実施する場所・時間帯，promotion：提供方法），およびモニタリング（継続観察）が挙げられます。

　現在，地域（図 2-4）および職域（図 2-5）を介入対象とし，ソーシャルマーケティングの構成概念を明確にした上で，さまざまな情報チャンネルとツール（ポスター，リーフレット，冊子，口コミ，グッズ，プロモーションビデオなど）を用いた情報提供を行い，プロモーションの方略を決定して介入を行い，人々のメンタルヘルスに及ぼす個人および組織，事業所への効果を調べているところです。今後は，さまざまなエビデンスを積み上げながら，日本の実情や文化に適合したMHPの方法を探っていきます。

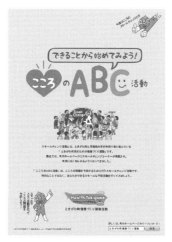

▲図 2-4　地域における「こころの
　　　　　ABC 活動」普及のため
　　　　　のポスター

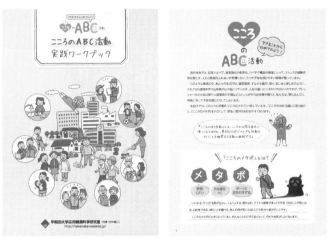

▲図 2-5 職域における「こころの ABC 活動」実践ワークブック

中小企業におけるメンタルヘルス介入

　全国健康保険協会は，中小企業で働く従業員と事業主からなる日本最大の医療保険者です。加入事業所は社員 10 人程度の小規模事業所が多く，健康管理を整備する経費やマンパワーをかける余裕がありません。そのため，岩手支部では，事業所ぐるみで健康づくりに取り組む「健康経営」の考え方に着目し，早稲田大学応用健康科学研究室（代表：竹中晃二教授）と共同で，事業主と従業員両者に働きかける「Happiness ぷらす 1」キャンペーン活動による支援を行っています。

　「Happiness ぷらす 1」キャンペーンは，からだ編とこころ編から構成され，毎月全従業員に，事業所ごとにテーラー化された新聞を配布し，情報提供を行う取り組みです。こころ編では，「こころの ABC 活動」というメンタルヘルス・プロモーションに取り組んでいます。

　「こころの ABC 活動」は，うつ病の治療法に効果があるとされる行動活性化療法およびポジティブ・メンタルヘルスの考え方をベースにしています。私たちは，ストレスが大きくなるようなネガティブな出来事が起こると，そればかりに注意が向き，頭の中で反すうして，ますます気分が落ち込んでいきます。しかし，ネガティブなことがらが存在したとしても，ポジティブな活動，例えば趣味に興じる，サークルに参加する，動植物の世話をするなどに注目することで，気分の転換をはかることができます。「こころの ABC 活動」は，日々の仕事や人間関係の煩わしさなどのストレスから自分を守り，回復力を育てる取り組みです。

　こころ編の新聞では，「こころの ABC 活動」の理論と実践方法の記事を連載し，保健師は業種別に起こりそうな問題と関連させ，心の健康対策の記事を提供しています。従業員の皆さんは，自らが実践している ABC 活動を「私の ABC 活動」として紹介しています。

　心の問題を，誰もが経験する気分の落ち込みを予防するということを強調し，対症療法ではなく，従業員の実践事例というモデルを活用することで，従業員の受け入れがきわめて良くなりました。アンケートの回答では「健康づくりを実践しなければならないと思った」など態度の変容へ効果がみられ，実際にサークル活動を始めた事業所もあり，社内コミュニケーションの活性化につながりました。

　とかく中小企業のメンタルヘルス対策は難しいと考えられがちですが，「こころの ABC 活動」の普及活動を通じ，健康心理学の強みである予防措置を行うことで解決できることがあると感じています。

ポジティブ・メンタルヘルスを磨く「こころの ABC 活動」

　皆さんは，日頃どのようなことを行っていれば，自分のメンタルヘルスを良い状態に保つことができるとお考えですか。気の合った仲間と飲み会をする，家族旅行をする，好きな音楽を聴く，スポーツ観戦をするなど，実は皆さん，その方法をすでにご存じなのです。しかし，気分が落ち込んでくると，そのようなことを行わなくなってしまいます。そして行わなくなることで，事態はさらに深刻さを増していきます。

　まず，気分が落ち込んできたことによるシグナルは何かを考えてみましょう。気分が落ち込んでくると，3種類の活動が減少します。1つ目は，「普段行っている決まりきった活動」を行わなくなります。部屋の掃除，草花への水やり，買い物などの活動が減ってくるのです。次に，「楽しいと思っている活動」が減っていきます。ドライブやスポーツ，音楽鑑賞や読書など，あれだけ好きだった，また楽しいと思っていた活動を行わなくなっていきます。最後に，銀行や郵便局に行って，家賃や光熱費などの支払い手続きをするなど，「必要とされる活動」を行わなくなります。このように，気分が落ち込んでくると，3種類のことがらを行わなくなります。当初は，何も行わないことで自分を守っているのですが，行わないままでいると事態はさらに悪化していきます。そして，専門家の手を借りることになります。

　最近，うつ病の治療に用いられている行動活性化療法では，何かを行ってやる気を出す，何かを行って気分を良くする，何かを行って心に褒美を与えるという方法が用いられています。さらに，ポジティブ心理学の考え方では，自分の長所に目を向けさせ，ストレスへの回復力（レジリエンス）を高めさせることで幸福感を増強させようとしています。これらのアプローチは，ネガティブなことがらに目を向けて，その内容を頭の中で反すうさせることに比べ，ポジティブなことがらに目を向けて，自分自身を肯定的にとらえることにつながります。朝の空気を吸って爽快感を得る，軽い散歩をしてきれいな花を見て楽しむ，友人と話して楽しい気分になる，部屋を片づけてすっきりする，というようにです。

　まずはできることから始めてみましょう。「こころの ABC 活動」とは，Act（身体，心，人と活動的になること），Belong（組織やグループに所属すること），および Challenge（人の役に立つこと，新しいことに挑戦すること）を行うことで，メンタルヘルスの状態を良好に保つ活動の総称です（図 2-3 参照）。皆さんも「こころの ABC 活動」に取り組んでメンタルヘルスを良い状態に保ちませんか。

第3章

ライフスタイル改善に果たす
健康心理学の貢献

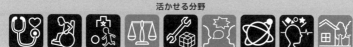

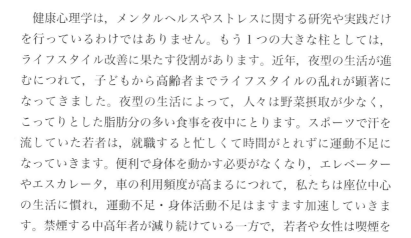

　健康心理学は，メンタルヘルスやストレスに関する研究や実践だけ
を行っているわけではありません。もう1つの大きな柱としては，
ライフスタイル改善に果たす役割があります。近年，夜型の生活が進
むにつれて，子どもから高齢者までライフスタイルの乱れが顕著に
なってきました。夜型の生活によって，人々は野菜摂取が少なく，
こってりとした脂肪分の多い食事を夜中にとります。スポーツで汗を
流していた若者は，就職すると忙しくて時間がとれずに運動不足に
なっていきます。便利で身体を動かす必要がなくなり，エレベーター
やエスカレータ，車の利用頻度が高まるにつれて，私たちは座位中心
の生活に慣れ，運動不足・身体活動不足はますます加速していきま
す。禁煙する中高年者が減り続けている一方で，若者や女性は喫煙を
始めます。

　このようなライフスタイルの乱れは，ボクシングでいうボディーブ
ローのように，中年期になって生活習慣病の発症となって返ってきま
す。すでに，メタボリックシンドロームや生活習慣病を患っている人
たちには，ライフスタイルを変える「行動変容」が求められます。し
かし，長年の習慣を変えることは並大抵のことではなく，ここにも健
康心理学的支援が必要とされます。1節では，現在，健常，また半健
常な人たちを対象に将来の予防行動を行わせること（健康増進），ハ
イリスクな人たちに対して将来の発症を予防すること（疾病予防），

および，すでに疾病を患っているものの今以上悪化させないように療養行動を行わせること（疾病管理）に共通して，行動を始め，続け，逆戻り（再発）を予防するための行動変容理論・モデル・技法について解説します。次に2節では食生活改善について，3節では禁煙指導について，4節では運動指導について，それぞれの健康行動に合わせた行動変容介入について紹介します。最後に，5節では，ポピュレーション・アプローチに絞って，人の行動変容に果たす情報提供の内容についてヘルスコミュニケーションとして解説を行います。

1節　行動変容理論・モデル・技法の概要

1. はじめに

　人がこれまでの習慣を捨て，新たな習慣を獲得していく過程を「行動変容（behavior change）」とよびます。特に近年では，健康教育の現場において，対象となる人に自発的かつ継続的に健康行動に取り組んでもらうために，この行動変容に関する理論やモデルが広く活用されています。皆さんも「メタボ健診」という言葉を聞いたことがあるのではないでしょうか。メタボ健診の正式名称は特定健診・特定保健指導といい，日本において2008年4月から施行されました。この制度では，腹囲，血糖，血圧，および血中脂質について基準値をオーバーしている40歳以上の人に対して医療機関の保健指導を受けることを義務づけています。おもな指導内容は，適度な運動のすすめや食生活の改善になります。もちろん，たばこを吸っている人の場合はこれに禁煙指導が加わります。しかし，ここで問題となるのが，対象となる人は保健指導を受けてもなかなか生活習慣を変えようとしないということです。適度に運動して食生活を改善すればメタボが解消することは誰もが理解しています。しかし，「わかっちゃいるけど，やめられない」のが私たち人間なのです。また，国が個人の生活習慣に口を出すことに対してパターナリスティック（おせっかい）だと感じて意固地になっている人も少なくありません。「馬を水辺に連れて行くことはできるが，水を飲ませることはできない」という古いことわざがありますが，この馬に自ら水を飲んでもらうための方策を考える際に役立つのが行動変容の理論・モデルです。

2．行動変容の3つの側面

　行動変容には3つの側面があります。1つ目は，まず新たな行動を始めさせる「開始」，2つ目が始めた行動を続けさせる「継続」，3つ目はいったんでき上がった好ましい習慣をもとの悪い習慣に戻らせない「逆戻りの予防」です。これら3側面に有効に働きかけることが効率的な行動変容につながります。

3．行動変容の理論・モデル

　行動変容という言葉は，古くは学習理論に基づく行動療法とほぼ同義的に用いられていました。しかし，現在では必ずしも学習理論だけではなく，行動科学におけるさまざまな理論・モデルに基づき適切な行動を獲得していく過程全般を指すようになりました。以下ではおもに個人レベルでの行動変容を扱う代表的な理論・モデルである，セルフコントロール，トランスセオレティカル・モデル，および逆戻りの予防の3つについて説明を行います。

4．セルフコントロール

　セルフコントロールは，米国の心理学者バンデューラ（Bandura, A）が唱えた行動を自分自身で制御する方法です。この手法は，適切な目標を設定し，目標に向けての行動を自己観察し，その結果に基づいて報酬を付与するという流れで行われます。この手続きについて順を追って説明していきます。まず，目標の設定は，「SMART」に沿って行うことが重要であるといわれています。SMART とは，Specific（具体的），Measurable（測定可能），Achievable（達成可能），Realistic（現実的），および Time-bound（時間制限のある）の頭文字をとった

▼表3-1　SMART に基づく目標設定

SMART の要素	内容
Specific	具体的な目標
Measurable	測定可能な目標
Achievable	達成可能な目標
Realistic	現実的な目標
Time-bound	期限を決めた目標

▼表 3-2　身体活動のセルフモニタリングシート

	4/2（月）	4/3（火）	4/4（水）	4/5（木）	4/6（金）	4/7（土）	4/8（日）
歩数	11,920 歩	9,290 歩	10,108 歩	歩	歩	歩	歩
天気	○	○	◎				
体調	◎	○	○				
ストレス	○	△	○				

× 悪い　△ 普通　○ 良い　◎ 非常に良い

ものです（表 3-1 参照）。つまり，あらかじめ目標達成までの期間を決めた上で，数量化できる具体的な行動について，現実的で達成可能な目標を立てることが効率的な行動変容につながるということです。

　次に，実際に目標に向かって行動できているかどうかをチェックするためにセルフモニタリングを行います（表 3-2 参照）。セルフモニタリングはできるだけ数値で記録します。例えば，身体活動ならば歩数，食行動ならば摂取カロリー，タバコなら本数といったようにすべて数量化して記録します。また，行動に関連する事象（身体活動を記録する場合は，その日の天気やその日の体調など）についても記録しておくと，のちに行動結果を見返した時の理解に役立ちます。最後に，自己報酬では，目標が達成できた場合に自分自身に報酬を与えます。1 週間ジョギングを続けることができたら以前から観たかった映画を観る，ほしかった服を買うなどして，目標に向けての行動継続の動機づけを高めると同時に，次のステップへの動機づけも高めます。ただし，この目標設定から自己報酬までのサイクルの期間をあまり長く設定すると，動機づけを維持することが困難になるため週単位程度でサイクルを組むことが望ましいと考えられています。

5. トランスセオレティカル・モデル

　セルフコントロールのほかに，健康行動変容に関してより体系的に組み立てられた理論・モデルとしてトランスセオレティカル・モデル（TTM: transtheoretical model）があります。トランスセオレティカル・モデルは，今から 20 年ほど前に，米国の心理学者プロチャスカ（Prochaska, J. O.）らによって提唱されました。このモデルは，人の行動変容のメカニズムについて説明しているだけではなく，行動変容を促すための具体的な方略についても詳細に示している実践的なモ

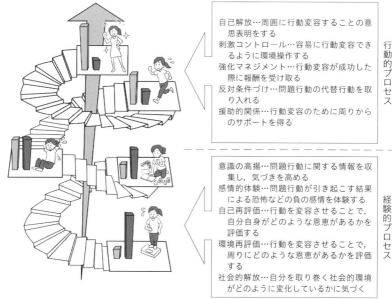

自己解放…周囲に行動変容することの意
　思表明をする
刺激コントロール…容易に行動変容でき
　るように環境操作する
強化マネジメント…行動変容が成功した
　際に報酬を受け取る
反対条件づけ…問題行動の代替行動を取
　り入れる
援助的関係…行動変容のために周りから
　のサポートを得る

行動的プロセス

意識の高揚…問題行動に関する情報を収
　集し，気づきを高める
感情的体験…問題行動が引き起こす結果
　による恐怖などの負の感情を体験する
自己再評価…行動を変容させることで，
　自分自身がどのような恩恵があるかを
　評価する
環境再評価…行動を変容させることで，
　周りにどのような恩恵があるかを評価
　する
社会的解放…自分を取り巻く社会的環境
　がどのように変化しているかに気づく

経験的プロセス

▲図3-1　変容ステージと変容プロセス（竹中，2005，2012より作成）

デルです。トランスセオレティカル・モデルは「統合理論モデル」と
訳されることもあり，その名前からもわかるように，単一の理論では
なく複数の理論から構成されています。ここでは，その中から代表的
な変容ステージ理論と変容プロセス理論の2つを取り上げて説明し
ます（図3-1参照）。

　まず，変容ステージ理論では，人の行動は5つのステージ（段階）
を経て変化することを説明しています。最初のステージは「行動を起
こしてもいないし，起こすつもりもない」状態であり，考える以前の
段階ということで前熟考ステージと名づけられています。次は「行動
を起こしていないけれど，行動しようとは思っている」状態で，行動
変容について考え始めている段階なので熟考ステージとよばれます。
3つ目は「今すぐにでも行動しようと思っている（もしくは気が向い
た時にはたまに行動している）」という準備万端の状態である準備ス
テージ，4つ目は「行動している（ただし始めたばかり）」という実
行ステージ，最後は「ずっと行動を継続している」という維持ステー
ジになります。通常，実行ステージから維持ステージに移行する条件

は行動が6か月継続していることとされています。これらのステージは，一直線上に不可逆的に維持ステージまで進んでいくわけではなく，らせん状にステージ間を行ったり来たりしながら進んでいくといわれています。この理論の優れている点は，実際の保健指導の現場において対象者を変容ステージごとに分類することで，ワンサイズ・フィット・オールの汎用的働きかけではない，参加者の準備状態に合った個別的な働きかけを可能にしたことです。

　次に，変容プロセス理論についてです。変容プロセス理論では，上述の変容ステージを上位に移行させる（習慣を身につけさせる）ための10の方略を示しています。これら10の方略は5つずつ経験的プロセスと行動的プロセスに分類されます。経験的プロセスは前半のステージに属する人向け，行動的プロセスは後半のステージに属する人向けになっています。

　具体的にみてみると，経験的プロセスには，意識の高揚，感情的体験，自己再評価，環境再評価，および社会的解放の5つが含まれます。意識の高揚は，まず自分の行動に問題があることに気づいてもらい，行動変容に関心をもってもらうことです。マザーテレサの言葉にも「好きの反対は無関心である」とありますが，無関心の人に関心を向けさせることは非常に困難な作業です。ここでは，相手に対して決して命令や強制をせず，情報交換をする感覚で相手の気持ちも尊重しつつ自分の行動に問題があることに気づかせることが重要です。感情的体験は，ドキッとするようなネガティブな感情体験をさせることです。よく耳にする話で，喫煙者がニコチンで真っ黒になった喫煙常習者の肺の写真を見て禁煙を決意したというものがあります。あの写真を見た時の嫌悪感や恐怖感を体験してもらうことが感情的体験です。この方略は相手にとっては決して気持ちの良いものではありません。しかし，私たちも他人から口臭を指摘されれば急いで歯磨きをしますし，肥満を指摘されればダイエットに励むのではないでしょうか。嫌悪感や恐怖感といったネガティブな感情は，人の動機づけに強く作用するため，行動変容のために否定的な感情体験を利用することは有効な方法といえます。次に，自己再評価と環境再評価です。これら2つはセットで考えることができます。自己再評価は，もし今，自分が行動変容を起こしたら，半年後，1年後どのように変化しているかを

考えさせます。逆に，このまま行動を変えなければどのような結末になるかも考えさせます。その際に，自分の顛末を考えさせるのが自己再評価で，周りの人にどのような影響を与えるかを考えさせるのが環境再評価になります。最後に，社会的解放は，ターゲットとする健康行動についての世の中の流れや変化に気づかせる方法です。論理的に，ことの顛末を想像することで，目指すべき目標が明確になります。明確な目標は人の動機づけを高めます。例えば，不健康な生活を送っている人に対して，「いまこれだけ健康ブームで，みんながタバコをやめ，運動に取り組んでいるのに，あなたはまだそんな不健康な生活習慣を続けているのですか。時代の流れに取り残されていませんか。」と同調圧力をかけます。人は誰しも社会的孤立を避けたいために行動変容への動機づけが高まります。ここまでが前半のステージに属する人たちへの働きかけを示した経験的プロセスになります。おわかりのように，経験的プロセスはまだ行動していない人を対象としているため，考え方（認知）の操作を行うことで，行動の「開始」を促す方略がおもとなっています。

　続いて，行動的プロセスについてです。行動的プロセスには，自己解放，刺激コントロール，強化マネジメント，反対条件づけ，および援助的関係の５つが含まれます。自己解放は他者に対して行動変容の意思を提示する方略です。例えば，年始めに家族や友人の前で「今年から禁煙をする」「今年からジョギングを始める」と誓いを立てる人も多いかと思います。まさに，それが自己解放にあたります。また，自己解放には，家族や友人との間で，行動変容に関する約束を書面にして交わす行動契約という方法もあります。法的強制力の有無にかかわらず，行動変容の場面において，自ら署名し捺印することの拘束力は高いといわれています。刺激コントロールは，行動しやすい環境づくりを行うことです。例えば，定期的にジョギングをするなら玄関にランニングシューズを常に準備しておくとか，ダイエットに取り組む際にはお菓子の買いおきをしないなど，できる限り簡単に行動に取り組めるような環境をつくります。強化マネジメントは，上述したセルフコントロールの一部でもある自分へのご褒美（自己報酬）です。小さな目標を設定しその目標が達成されたら自分に報酬を与えるようにします。反対条件づけでは「タバコが吸いたくなったら飴をな

める」など，問題行動の代替行動を準備することです。身体活動を増進させる際には，1駅前で電車を降りて歩いて会社まで行くことなどがこれにあたります。最後に，援助的関係は，家族や仲間など周りからの理解や援助を受けることです。いくら自分に行動変容を行う意思があっても，周りの理解や協力がなければなかなか実行することはできません。特に長期的な行動の継続を狙う場合は，自分の身の周りの人に事前に協力を要請しておくことが重要です。ここまでが，後半のステージに属する人向けの行動的プロセスです。行動的プロセスは実際に行動を継続するためにはどのようにすればよいか，環境操作なども含みながらより具体的方略を提示しています。

6. 逆戻りの予防

　いったん行動変容に成功したとしても，そのまま生涯，行動を継続することはきわめて稀です。例えば，喫煙者が禁煙に成功するまでには，平均して3回程度禁煙に失敗しているというデータもあります。運動にしてもジョギングの習慣ができたからといって必ずしもコンスタントに続けられるとは限りません。突然の出張や天候の悪化などでいつかは中断せざるをえない場面に遭遇します。そういったときに，注意したいのが抑制妨害効果とよばれる心理的作用です。これは，1度や2度の中断でこれまでの努力がすべて無駄になったと悲観し，たがが外れて一気にもとの悪習慣に戻ってしまう現象です。誰にだって中断はあります。大切なのはできる限り早くもとの習慣に戻ることです。逆戻りというのは1，2か月の停止である「リラプス（relapse）」のことであり，1，2回の中断である「スリップ（slip）」とはまったく別物であることを認識しておくことが重要です（表3-3）。また，あらかじめ代替行動を設定しておくという方法もあります。例えば，毎日ジョギングをしている人が雨でできそうにないとき

▼表3-3　逆戻り予防の過程

過程	内容
スリップ（slip）	1，2回の中断
ラプス（laps）	1，2週間程度の停止
リラプス（relapse）	1，2か月の停止
コラプス（collapse）	完全な停止

は，家の中で柔軟体操をすると決めておけば罪悪感を覚えることなく，また翌日から取り組むことができます。

7. 本節のおわりに：行動変容の重要さを認識する

　繰り返しになりますが，人はその行動の重要性を理解しているからといって，必ずしも行動に移すとは限りません。もしかしたら，「自分なんかにはできない」と自信がないのかもしれませんし，行動できる環境がないのかもしれません。しかし，これまで紹介したようなほんの少しの工夫で，意外なほど簡単に行動を生起させ，継続させることが可能になります。これまでに，なかなか行動に移せなかったり，継続できなかったりしたのは，本人の根気や我慢が足りなかったからではなく，行動を継続するための工夫を知らなかったからにすぎません。健康心理学の知見を活かして，これまで続けたくても続けられなかった新しい健康習慣の獲得に，ぜひチャレンジしてみてください。

2節　食生活改善に寄与する健康心理学

　食生活と健康の指導に関しては，医師・保健師などに加えて，国家資格をもつ管理栄養士が活動しています。特に，この領域での実践活動には，食の専門家である管理栄養士との協力が重要です。心理学の専門家にとっては，この領域での活動には，より広い視野や心理学以外の知識が必要とされます。個人の食行動をより健康的にしていくために，健康心理学には大きな役割と責任がありますが，健康心理学の専門家の活動はまだ限られています。

1. 食の商業化という社会背景

　日本では，自分の食べる物を自分で生産している人は，ほんの一握りでしょう。つまり，多くの人は，誰かが生産した食物を，誰かの仲介によって手に入れています。農畜産業の生産力の増加と流通の効率化のおかげで，私たちは，昔の高貴な人たちよりもずっと贅沢な食生活を送っています。

　一方，他の人のために食物をつくる場合，できるだけ効率良く，また，見栄え良くつくることが求められます。そうでなければ，グロー

中小企業における健康行動変容アプローチ

全国健康保険協会（以下，「協会けんぽ」とする）は，全国 47 支部からなる医療保険者です。加入事業所のほとんどが従業員 10 人以下の中小企業のため，従業員の健康管理等に費やす経済的，時間的余裕をつくることが難しく，事業主の理解も薄い状況にあります。従業員についても人手不足から，体調不良を感じても仕事を優先させる傾向にあります。加えて健康に関する関心や認識が低く，健康診断を受診して「生活習慣改善の必要あり」と診断されても，「痛みがないから大丈夫」と放置する場合がほとんどです。また，対象となる勤労者は，余暇に費やす時間がほとんど取れないために，保健師は彼らに健康行動変容を行わせることがきわめて難しいと感じています。その上でどうしたら無理なく生活習慣の改善等に取り組めるのかを考える必要があります。それは以下の 3 点がポイントになると思われます。

①まずは，大きなチャレンジではなく，スモールチェンジの提案，すなわち行動変容のハードルを低くすることを提案すること

②個々の健康行動を後押しする職場風土づくりを行うこと。意識しなくても働く環境下で健康づくりができることや，上司と気兼ねなく健康について会話できる職場風土づくりを行うこと

③提供される健康に関する情報や提案が身近なものであること

上記 3 つのポイントのうち，協会けんぽの保健師は，①について，加入者や事業所が無理なくできる改善策を一緒に考え，支援するとともに，対象者を取り巻く環境にも目を向けた保健指導を実施しています。②については，従業員の健康への配慮が事業所の生産性を向上させることにつながることを事業主に伝え，健康づくりに取り組む仕掛けづくりを推進しています。また，③については，身近な情報提供や提案を行うために，早稲田大学応用健康科学研究室（代表：竹中晃二教授）と「中小企業勤労者のからだと心の健康要因に関する調査」を実施し，その結果明らかになった業種業態別の特徴を，ツールやプログラムに反映し，それぞれの加入事業所や加入者に合わせ，きめ細やかな情報の提供や提案を行っています。47 支部が直接事業所にアプローチする機会をつくり，支部の特性や中小企業の特徴を理解しながら，事業所や加入者に合った健康行動変容アプローチを心がけています。

地域活性化と健康増進

大学院で健康心理学を学んだ後，地域の学生や住民を対象に，地域ボランティアの支援，そして地域活性化に関するイベントやコンテンツを企画・運営する仕事をしています。健康と地域活性化は，一見するとあまり関係性がないようにみえますが，実は大きく関わっています。

現代の日本では，核家族化が進んだ結果，都市部を中心に，昔のような地域コミュニティーが成り立たなくなってきています。簡単にいうと，地域に住んでいる人同士のつながりが希薄になってきています（近所の「こわいおじさん」や「よく挨拶をするお姉さん」，最近ではあまり聞かないフレーズです）。これを専門的用語では「ソーシャルキャピタルの欠如」といいます。ソーシャルキャピタル（Putnam, 1993）とは「人々の協調行動を活発にすることによって，社会の効率性を高めることのできる，『信頼』『規範』『ネットワーク』といった社会組織の特徴」と定義されており，この仕組みが地域として機能しないと，誰かが病気になったとき，大地震や大災害が起こったとき，または急な事故に遭ったときに，ご近所同士の助け合いが困難になります。そんな事態にならないように，健康心理学のさまざまな知見を活かしながらの地域コミュニティーづくり（＝地域活性化）は役に立ちます。

最近では，地域行政および地域公益団体と協働し，コーチングやセルフプロモーションなど健康心理学の知見を活かしながら，地域の健康を増進するスポーツ大会をプロデュースしています。この大会では，スポーツを通して地域住民の健康を増進することとともに，参加した地域住民同士のコミュニティーづくり（仲良くなってもらう）を目的に企画しています。実際に業務を行っていて，参加者がなかなか集まらないことや，地域住民の皆さんに企画の主旨を理解いただけずに企画が頓挫してしまうこともあります。しかし，イベント終了後に見せる参加者の笑顔だけでなく，その後，地域でコミュニティーが形成され，皆さんがイキイキと生活されている姿を見るととてもやりがいを感じます。

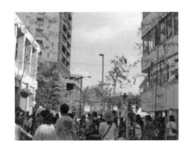

今後も少子高齢化問題や地方の過疎化などの問題から地域のチカラがどんどんと失われていくことが予想されます。これからも，ソーシャルキャピタルの強化，すなわち「地域の健康づくり」を支えていければと願っています。

バルな規模に拡大している競争に負けるからです。同じことは，食物の流通にも，また，最終的な消費者への小売り業にもいえます。そして，生産者も，流通業者も，小売業者も，より規模が大きいほうが効率化をはかりやすいので，どうしても大規模化のほうに動いていきます。

　以前は，小さな農地で生産している人も次第に，国内外の大規模な競争相手に取って代わられてしまっており，この傾向は高齢化によってますます加速することでしょう。また，食物の流通や小売りも，顔なじみの市場や商店街から，郊外の大型のショッピングモールあるいは深夜まで営業しているコンビニに移ってきています。

　これらの変化は，食に関わる多くの部分が組織的な企業活動となってきていることを示しています。大規模な企業となることによって，食の流通でも，小売りでも，一定の品質と安全とが保障されています。これは，良い点です。

　一方で，常に成長することを求められる企業活動の中に食が組み込まれているというマクロ経済の状況によって，人口が増加していない環境の中では，食物の消費者は，コマーシャルや売り場環境等によって，より高価な食物をより大量に消費する誘導に常にさらされるようになり，これが肥満の大きなリスクとなります。

2. 食生活改善の目的

　現在，日本では，健康日本21（第二次）が実施されています。これは，平成25年度から10年間の計画で行われており，その基本となる方針や理念，目標などについては，健康増進法に基づいて定められています。

　そこでは，食生活の改善や運動習慣の定着等による1次予防に重点をおいた対策が，がんや循環器疾患，糖尿病，COPDに対処するために推進するものであることが目的に挙げられています。その上で，栄養・食生活は，生活習慣病の予防だけではなく，社会生活機能の維持と向上，また，生活の質の向上の点から重要であるという目標が示されています。

　栄養・食生活の数値目標としては，1）適正体重を維持している者の増加（肥満とやせの減少），2）適切な量と質の食事をとる者の増

加，3）共食の増加，4）食品中の食塩や脂肪の低減に取り組む食品企業および飲食店の登録数の増加，5）利用者に応じた食事の計画，調理および栄養の評価，改善を実施している特定給食施設の割合の増加が挙げられています。

　ここで，目標として注目するべきことは，第1に，肥満だけではなく，やせも減少することが目指されている点です。また，最終的に食行動を起こすのは個人であり，それを良くするためには，食物選択やその判断への働きかけも必要ですが，環境の整備にも大きな力点がおかれている点も重要です。はじめに紹介したように，社会の大きな流れの中にある個人の行動を，その文脈から分離して，個人の行動に自分が責任をもつという側面だけを強調し，個人の行動変容だけを目指すのはいきすぎだからです。

3．食行動変容の取り組み

　現在，食育基本法に基づいて，食育推進基本計画が立てられ，食育が推進されています。食育は，法律の前文によれば，「様々な経験を通じて『食』に関する知識と『食』を選択する力を習得し，健全な食生活を実践することができる人間を育てる」こととされています。個人の食行動変容も，計画の一部として含まれていますが，食育の意識や知識ほどには，食行動の変化では十分に成果があがっていません。

　現在は，第3次食育推進基本計画が発表され，重点課題としては，

　　①若い世代を中心とした食育の推進
　　②多様な暮らしに対応した食育の推進
　　③健康寿命の延伸につながる食育の推進
　　④食の循環や環境を意識した食育の推進
　　⑤食文化の継承に向けた食育の推進

が挙げられています。このうち，①では，20〜30歳代の朝食の欠食などの食習慣が取り上げられ，また，③は生活習慣病に関連する死亡や障害を避けるために，やせや肥満につながらない健康的な食行動を通じて，健康寿命の伸展を目指すものです。

　食育の一部でもある生活習慣病への取り組みの大きな柱としては，

メタボリックシンドローム対策として知られる，特定健診と特定保健指導があります。これは平成 20 年に始まり，そこでは，脳血管疾患や虚血性心疾患などにならないことを目指し，内臓脂肪の蓄積に起因する生活習慣病の予防として，リスクのスクリーニングと，リスク集団への指導が行われています。

　この指導の基盤となったのが，健康心理学者のプロチャスカが提唱したステージモデル（TTM）です。これは，行動変容のプロセスを，認知的な準備性などから 5 つのステージに分けて，それぞれのステージのニーズに合わせた支援を行うことを計画するものです。特定健診と特定保健指導では，これに準拠して，対象者が自らの生活習慣における課題に気づき，健康的な行動変容を自己決定できるように支援することが重要とされてきました。

　特定保健指導による減量に成功した人たちの分析から，糖分の多い飲み物を別のものに替えるなど実行しやすい具体的な目標を立てていることや，無理をしないことなどの二分法的思考をとらないようにする認知的な特徴があったことが示されています（赤松ら，2013）。また，成功しなかった人たちの検討からは，義務感や反発といった心理要因や，制度への不信感といった社会的要因が障害となったことが示唆されています（林ら，2014）。

　個別の指導においては，このような行動科学的なアプローチや心理社会的要因への配慮が重要な役割をもつことが示唆されており，健康心理学からの支援の必要性を示しています。一方，現在，特定健診と特定保健指導について第三期に向けて検討されていますが，検診時の質問紙から，「運動や食生活等の生活習慣を改善してみようと思いますか」と「生活習慣の改善について保健指導を受ける機会があれば，利用しますか」という自発的意欲の 2 つの質問を削除する方向が示されています。このことは，健康心理学の専門家が十分に貢献できなかったこともあり，自発的な準備性を重視したステージモデルが，多人数を対象者とする制度の指導の中では期待された役割を果たしていないことを示唆しています。

4. 本節のおわりに：今後の課題

新しくなった「DSM-5 精神疾患の診断・統計マニュアル」では，摂食障害について見直しが行われ，むちゃ食い（binge eating）障害が含まれるようになりました。医学の診療科の分類では，精神疾患となるものでしょうが，ここに紹介してきた環境的な要因も関わっています。夜間に食事をする行動異常も，将来の疾病概念として検討されており，この領域でも，今後，健康心理学からのアプローチが果たすべき役割と責任は大きいと考えます。

最近の食をめぐる大きな変化としては，食行動に影響する環境要因が劇的に変化していることがあります。例えば，ほとんどのコンビニのレジカウンターの横には，おでんや唐揚げが並んでいます。住居のすぐ近くに夜間でも営業している，このような店が増えていくことが，私たちの食行動をどのように変化させていくのかを注意する必要があるでしょう。

また，豊かな食環境の中で経済格差が拡大していくことが，食における格差の拡大につながるのではないかという懸念があります。食行動を取り巻く環境をどのように整えるべきかについて，健康な食行動を支える制度や政策を提案することは，健康心理学の使命の1つだと考えます。

3節　禁煙支援に寄与する健康心理学

1. はじめに

喫煙の有害性が明白になるにつれて，禁煙が普及し，喫煙していることが従来の「高尚な趣味趣向」から「周囲に受動喫煙を及ぼす好ましくない行為」との認識が強まってきました。2002 年に制定された健康増進法で初めて受動喫煙の規制が法文化しました。罰則規定のない努力目標であるにもかかわらず，受動喫煙の防止は日本中に普及してきました。こうした社会的な背景に加えて，禁煙のための薬物療法が大幅に発展し，禁煙治療として保険適用を受けることができるようになりました。現在では，禁煙治療は多くの疾病の予防と治療に欠かすことのできない重要な戦略であると考えられるようになっています

企業内管理栄養士による食生活改善

企業の健康管理部門と社員食堂の給食の場をつなげた取り組みの事例を紹介します。まず，従業員全体に対してトランスセオレティカル・モデルを活用しながら，食環境改善（ポピュレーションアプローチ）を働きかけました。事前に従業員からフォーカスグループインタビューでニーズを集約し，食生活改善に対して重要かつ実行可能性の高い項目をプログラム内容に積極的に取り入れました。

今回のプログラムの最大の特徴は，はじめに，従業員全体を前熟考ステージととらえ，数か月ごとにステージに見立てて段階を追ってプログラムを積み上げていくという，組織全体に働きかける点です。開始1〜2か月間は食生活改善のポスター掲示や食堂のテーブルに卓上メモを設置してプログラムの案内をしながら意識を高めました（意識の高揚）。次の熟考ステージでは，食生活に役立つ知識とスキルの提供を目的とし，1日に必要な副菜のサービング数や副菜の種類などを卓上メモで情報提供をしながら（自己の再評価），社員食堂では野菜料理の小鉢を提供したり，ノンオイルドレッシングを新たに設置するなど，情報提供と食物提供を連動させました。準備ステージになると，脂質の少ない野菜料理が一目でわかるようにメニュー表や表示を色分けし，新作メニューを提供するなど個々の選択の

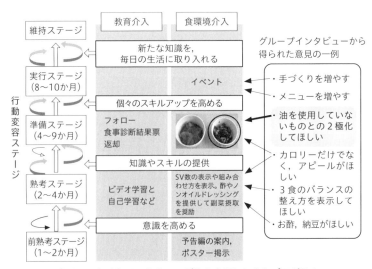

トランスセオレティカル・モデルを応用した介入プログラム

幅が広がるように食環境改善に焦点をおきました。実行ステージから維持
ステージでは，手づくりの具だくさん味噌汁とレシピをイベントとして提
供し（刺激コントロール，強化のマネジメント），家族への支援を視野に入
れて働きかけました（援助関係の利用）。この取り組みは先行研究
（Beresford et al., 2001）の理論を応用したプログラムで，取り組みの結
果，従業員全体の野菜摂取量の増加につながりました（澤田ら，2013）。

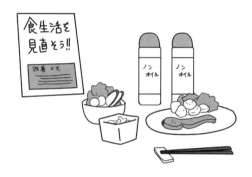

学校給食指導

　学校栄養士の仕事内容は，学校における食育の全体計画および年間計画を作成し，それに基づき，給食時間や授業の中で食育を行うことです。生きた教材である給食を活用する給食時間の食育活動は，学校ならではの健康教育であり，子どもの食行動の変容を促す行動科学の知見をさまざまな場面で適用することができます。

　給食では多様な食品を使うことに心がけているため，子どもにとって苦手な食べ物や初めて食べる物が出ることがあります。そのような場面で，学級担任がその食べ物をおいしそうに食べたり，学校栄養士がその食べ物にまつわる話をしたりすると，子どもたちの態度が変わります。これは，学級担任の行動が子どもたちにとってモデルとなり，子どものセルフエフィカシーや結果期待を高めているためだと考えられます。また，こういった働きかけが子どもの主観的規範（計画的行動理論）をも高めている可能性があります。このように，学級担任が給食を一緒に食べることや学校栄養士が給食時間にクラスを回ることは，子どもの食行動の変容に重要な役割を担います。また給食時間では，クラスのみんなで食べることが子どもたちの食行動に影響を及ぼします。例えば低学年では，苦手なものがある子に対し，周りの子たちが「頑張れ」「こうしたら食べられるよ」などの声かけをする場面が多く見られます。これらはセルフエフィカシーを高

める言語的説得にあたります。給食を通して苦手なものを徐々に食べられるようになる子が多く，保護者の方からも喜びの感想をいただきます。

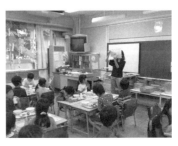

　この他，学校の食育活動では，セルフモニタリングがたびたび活用されます。例えば夏休みなどの長期休暇では，食生活について自分で決めた目標（好き嫌いせず食べる，おやつは時間と量を決めて食べるなど）について，達成したかどうかをマル・バツや色塗りで記録します。以上のように，健康心理学の知見を生かして学校教職教育を実践することで，家庭の食生活行動に般化させ，また保護者との連携も進み，より高い食育の効果が期待されます。

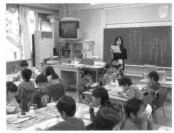

(US Department of Health and Human Services, 2008)。

　しかし一方では，禁煙が困難な喫煙者の割合が増加するという結果も生みました。喫煙者数はこの20年で1,000万人減少したのですが，禁煙しやすい人たちはすでに禁煙し，禁煙が困難な人たちや禁煙しようとの気持ちの少ない人たちが喫煙を続けているという，欧米諸国での状況に近づきつつあります。そのような状況の中で，禁煙治療の現場においても，禁煙薬物療法だけでなんの困難もなく禁煙していける人が減少しています。またいったん禁煙しても，再喫煙頻度は50％を上回ることもあり，大きな問題です。

　薬物療法だけでは解決できないさまざまな禁煙の問題の現場に，健康心理学を学んだ人たちの重要な活躍の場があります。

2. 禁煙動機づけに必要な喫煙有害性の知識

　禁煙しようとの気持ちの少ない（あるいは少なくみえる）喫煙者が禁煙行動に移るには何が必要かについては，おびただしい研究がなされてきました。社会全体としてはタバコ価格の値上げを含むタバコが入手困難な状況をつくり出すことや，社会全体での喫煙規制による吸いにくさ，禁煙キャンペーンなどの教育の提供が喫煙者の禁煙試行を高める大きな要素であるとされています。こうしたことから，WHOでは世界規模で喫煙を規制するための国際条約としてFCTC（タバコ規制枠組み条約）が制定されました。タバコの箱（パッケージ）に喫煙有害性を示す写真を大きく印刷するなどは，この世界条約に基づいて行われていることです。

　個人レベルでは，従来から，喫煙者の禁煙意識を高めるために，喫煙有害性について伝えることが行われてきました。しかし有害性の伝達だけでは，禁煙に至りにくいのが現実です。米国では2000年に禁煙ガイドラインが制定され，その中に以下の5項目を伝えることの有用性が記載されています。

　　禁煙をすすめても同意しない喫煙者に対する一般的なアプローチ方法
　　　①一般的な喫煙の有害性についての知識の提供
　　　②その人に関連の深い事項についての情報（家族がいる場合には家族への受動喫煙の影響など）

③禁煙方法（特に禁煙治療薬とその効果について説明することは重要
　とされている）
④禁煙メリット（健康や疾患への影響のほか，禁煙した人たちがしば
　しば挙げるものに精神的な安心感や家族に喜ばれたことなどが挙げ
　られている）
⑤繰り返し

　喫煙有害性では肺がんが最も有名ですが，虚血性心疾患をはじめと
する循環器疾患の大きなリスク因子でもあることを忘れてはなりませ
ん。タバコ煙に含まれるニコチンや一酸化炭素は，動脈硬化も引き起
こします（Marshall et al., 1993; Morgado et al., 1994; Moss et al.,
1991）。喫煙は日本人の死亡疾患の最大の原因であり，高血圧，高血
糖，運動不足，アルコールや塩分の過剰摂取等よりも大きなリスクで
あることが明示されています（図 3-2）。
　受動喫煙に関する医学知識は，2004 年以後に飛躍的な増大を遂げ
ました。ごくわずかの受動喫煙によっても非喫煙者の心筋梗塞の死亡
率が 1.3 倍以上に高まることや，受動喫煙する人のうち 1〜3％が受
動喫煙が原因となった心筋梗塞で死亡することが示され，受動喫煙を
完全に防止する必要性が明示されたのです。換気扇の下での喫煙も受
動喫煙は防ぎえないものであり，屋外など目の前で喫煙しない場合で

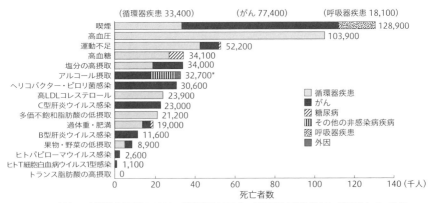

＊ アルコール摂取は，循環器疾患死亡2,000人，糖尿病死亡100人の予防効果が推計値として報告されているが，
　図には含めていない。

▲図 3-2　リスク要因別の関連死亡者数（2007 年）（Ikeda et al., 2012）

70

▼表 3-4　受動喫煙に起因する肺がん・虚血性心疾患による年間死亡数

受動喫煙を受ける場所	疾患	受動喫煙起因年間死亡数	
		男性	女性
家庭	肺がん	201 人	1,131 人
	虚血性心疾患	206 人	1,640 人
職場	肺がん	448 人	340 人
	虚血性心疾患	1,366 人	1,471 人
	小計	2,221 人	4,582 人

合計 6,803 人

うち職場 3,625 人

(独立行政法人国立がん研究センター・「喫煙と健康」WHO 指定研究協力センター，2010 より作成)

も，髪の毛や衣類に付着した煙や肺に残存したタバコ煙の呼出が 40 分程度続くこと（サードハンドスモーク）などが指摘されました（上島，1997; Katakura et al., 2007; Saito et al., 2007）。

　屋外での喫煙でも，2010 年の調査で 17 メートル離れた場所でも受動喫煙が生じていることが示され，屋内はもとより，屋外での喫煙も厳しく規制される方向にあります。受動喫煙防止策は，非喫煙者を守ると同時に，喫煙できる場所を物理的に減少させるので，喫煙者の禁煙意識を高める重要な方法だといえます。

3. 禁煙治療

　ニコチンには依存性があり，たばこ依存が生じるおもな原因となっていますが，プロチャスカ（Prochaska, 1997）は喫煙者が禁煙に至るまでの道筋をトランスセオレティカル・モデルにまとめました。

　禁煙が欧米諸国で強く推奨されるようになった 1990 年代には，ニコチン切れ症状に対して認知行動療法をはじめとするさまざまなサポートが編み出されました。しかしこの 20 年で薬物療法が発展して禁煙開始時の状況は一変しています。薬物療法によって，ニコチン切れ症状のかなりの部分は緩和され，ほとんどニコチン切れ症状のない状態で禁煙をスタートすることも珍しくなくなっています。この禁煙薬物療法を含む一連の禁煙方法は「禁煙治療」とよばれるようになり，健康保険が適用されています。

　禁煙治療現場では，ニコチン依存に関するアセスメントツール（表

3-5, 表3-6) のほか，禁煙メリット評価表，禁煙完成度評価表など
も用いられています。

　現在日本で入手可能な禁煙補助薬としては，ニコチン代替療法剤と
バレニクリンの2種類があります。薬物療法を含めた禁煙保険診療
の成果は中央社会保険医療協議会調査として公開され，禁煙治療成績
は12週間の保険診療終了時までに規定回数の受診（5回）をした場
合にはおよそ7割程度と報告されています。

　健康心理学を学ぶ皆さんが特に知っておく必要がある薬剤は「バレ
ニクリン」（チャンピックス）です。この薬剤は脳内のニコチン受容
体と結合してニコチンの結合を妨げると同時に少量のドパミンを放出
させるもので，これにより禁煙に伴う離脱症状やタバコに対する欲求
を軽減します。内服後1週間程度して有効性を発揮するため，内服
開始から1週間は喫煙を続けていてもよいことになっています。つ

▼表3-5　ニコチン依存に関するアセスメントツール1　TDS

質問　下記の質問を読んで，あてはまるものに○をつけてください（TDS）。

1	自分が吸うつもりよりも，ずっと多くたばこを吸ってしまうことがある。	はい	いいえ
2	禁煙や本数を減らそうと試みてもできなかったことがある。	はい	いいえ
3	禁煙したり本数を減らそうとしたときに，たばこがほしくてたまらなくなることがある。	はい	いいえ
4	禁煙したり本数を減らしたときに，イライラ，神経質，落ちつかない，集中しにくい，ゆううつ，頭痛，眠気，胃のむかつき，脈が遅い，手のふるえ，食欲または体重増加が出た。	はい	いいえ
5	問4の症状を消すために，またたばこを吸い始めることがあった。	はい	いいえ
6	重い病気にかかったときにたばこはよくないとわかっているのに吸ってしまった。	はい	いいえ
7	たばこのために自分に健康問題が起きているとわかっていても，吸ってしまった。	はい	いいえ
8	たばこのために自分に精神的問題が起きているとわかっていても，吸ってしまった。	はい	いいえ
9	自分はたばこに依存していると感じることがある。	はい	いいえ
10	たばこが吸えないような仕事やつきあいを避けることが何度かあった。	はい	いいえ

　　はい＝1点，　いいえ＝0点　　　合　計＿＿＿＿＿点　　　　35歳以上では5点以上が保険診療の
対象となる

▼表3-6　ニコチン依存に関するアセスメントツール2　FTND

		0点	1点	2点	3点
1	起床後何分でたばこが吸いたくなりますか？	61分以上	31-60分	6-30分	5分以内
2	一日喫煙本数は何本ですか？	10本以下	11-20本	21-30本	31本以上
3	たばこが吸いたくて禁煙場所を避けたことがありますか。	いいえ	はい		
4	午前中に立て続けにたばこを吸ってしまう傾向はありますか？	いいえ	はい		
5	風邪をひいてたばこを吸うのが辛いときでも吸ってしまいますか？	いいえ	はい		
6	禁煙場所から喫煙可能な場所に行ったらすぐにたばこを吸ってしまいそうですか？	いいえ	はい		

ニコチン依存度　0〜3　軽度　4〜7　中程度　8〜10高度　　合　計 ＿＿＿＿＿ 点

まり「吸いながら禁煙する」という形に近いといえましょう。ニコチンガムとニコチンパッチという，ニコチンを含む薬剤も禁煙治療に使用されます。

4．禁煙継続支援

　禁煙継続支援は，健康心理学が大きく貢献しうる場です。禁煙治療が普及するにつれて，禁煙保険診療期間終了後の再喫煙が問題となってきました。禁煙後の再喫煙は普遍的な逸脱の1つであり，1口だけとの気持ちに負けて喫煙した人の多くは，短期間のうちに元通りの喫煙者に戻ってしまいます。

　長期の禁煙継続に役立つとされるのが「禁煙のメリットに気づくこと」と「喫煙したくなったときの応急措置」です。

　禁煙メリットに関しては「孫が寄ってきてくれるようになった」「仕事の能率があがるようになった」など，健康面以外でのメリットにも目を向ける必要があります。喫煙者が禁煙した後は，喫煙できない不便さや不自由さから，禁煙のメリットが意識できない場合も珍しくありません。「持ち物が減った」「火事の心配が減った」「呼吸が楽

になった」など30項目以上の禁煙メリットの一覧表にチェックするなどのアセスメントツールを用いて，禁煙後の良い変化に気づくように支援することが重要になります。また常に禁煙のメリットを探すことを習慣づける支援も行います。「良いこと探し」を毎日寝る前に行うなどの方法が禁煙支援の現場で用いられています。禁煙メリットの中でも効果の大きいものが，「周囲からの賞賛」であることは明白ですので，禁煙支援者は常に誉め言葉を探します。

喫煙したくなったときの応急措置としては，従来から「禁煙の行動療法（日常生活の工夫）」として用いられてきたさまざまな方法（水や熱い茶を飲む，身体を動かす，歯ブラシを活用するなど）があります。

これらの認知行動療法の継続実施には，家族や職場，地域などからのソーシャルサポートを利用することが重要であり，日本国内でもインターネット禁煙マラソンなどの長期禁煙支援プログラムが開発され，再喫煙防止効果が示唆されています（橋本，2001；高橋，2009）。

5. 禁煙に同意しない喫煙者へのアプローチ

禁煙をすすめても同意しない喫煙者には，多くの場合禁煙に関する誤解や不安が存在しますが，最近では，禁煙に同意しないどころか反論してくるような喫煙者への対応として4A＋Aが開発されました。これはAccept, Admire, Ask, Advice, にArrangeを加えたもので，ごく短時間で相手の気持ちを禁煙にむける動機づけ法として利用されています（高橋・たばこ対策研究会，2014, pp.59-61）。

6. 本節のおわりに：禁煙支援に健康心理学を

禁煙の開始は薬物療法の普及で，以前とは比較にならない成功率となりましたが，禁煙の継続には大きな問題があり，健康心理学が生きる場であります。薬物療法と認知行動療法の両方を知り，適切に禁煙をすすめるようにしてください。なお禁煙支援について学ぶメーリングリストが「禁煙健康ネットKK」にて無料で提供されています（高橋，2005）。

禁煙外来

　病院の禁煙外来において健康心理士として関わって仕事をしています。禁煙外来とは，禁煙したいと思った人が病院で専門的な治療を受けることです。禁煙外来は，いまや日本全国に普及し，最近では小さな街角のクリニックでも禁煙外来の看板を見かけることが多くなりました。禁煙外来では，3か月間で5回の保険診療を受けることができ，薬も貼り薬と飲み薬の2種類を処方されます。両方の薬とも禁煙による不快な気分やタバコを吸いたくて我慢できないといった気持ちを軽くしてくれます。実際に5回の保険診療を全て受けた受診者さんの禁煙成功率は8割程度と高いという報告があります。このような統計をみると，健康心理学的な支援は必要ないと思われる人が多いかもしれません。しかし，禁煙外来を受診される方は，薬によってタバコを吸いたいという気持ちが軽くなったとしても，しばらくの間は長年の習慣や吸いたいという誘惑を振り払い，吸わないという新しい習慣を身につける戦いが待っています。

　受診者さんの中には「吸いたい気持ちはないけれども食後や目覚めに癖で吸ってしまう」といった，これまで喫煙していた時と同じ環境や状況におかれることで喫煙してしまうケースがあります。その他，いつまでも禁煙が開始されないケースや「飲み会で誘われてついつい」といった理由で再喫煙してしまうケースも少なくありません。支援者は，受診者の喫煙を促す刺激を事前に把握し，代替となる行動の習得を促したり，自分の状況を周囲の喫煙者に伝え，喫煙をすすめられても，うまく断る方法を一緒に練習するなど心理的なサポートが必要になります。また，禁煙がうまくできている受診者さんでも，「いつまでタバコを吸いたい気持ちが続くのか」といった不安や，せっかく禁煙が習慣化されたのに「一口ぐらいなら大丈夫」という少しの油断からもとの喫煙者に戻るケースもあります。このようなケースには，これまでの禁煙継続者の成功事例や再喫煙してしまった失敗事例を紹介し，再喫煙を事前に予防するような情報提供や考え方を修正するサポートが必要となります。

　生涯にわたって禁煙を継続することは，受診者にとって簡単な挑戦ではありません。長期的な視点では，禁煙によって心身にポジティブな変化がみられ，損失の回避に気づくように促すことも重要です。健康心理士は，受診者が負担なく禁煙を継続できるように，また個々の受診者に適合した行動や考え方が身につくように，心理的サポートを行う重要な役割を担っています。

禁煙時の運動

　これまでの禁煙支援は，ニコチン代替療法や禁煙外来に対する積極的な情報提供など，喫煙をやめさせるための方法や禁煙率を伸ばすことに焦点が当てられてきました。一方で，禁煙の再発予防や禁煙継続を促進する支援についてはあまり目が向けられていません。最近では，禁煙中の禁断症状（いらいら感，抑うつ感，空腹感，落ち着きのなさ，集中力の欠如）や喫煙したいという強い衝動に耐えることができず，一時的に喫煙してしまうラプス（一時的喫煙）や，喫煙行動を再開してしまい，もとの状態に逆戻りするリラプス（喫煙の再発）に目を向けた禁煙支援が求められています。

　欧米では，ラプスの要因である禁煙に伴う症状や喫煙したいという強い衝動の緩和を目的として，禁煙時の有酸素運動や筋力トレーニング，ストレッチなど身体運動の実施が注目され（Hill, 1981; Ussher et al., 2008），禁煙の再発予防や禁煙継続に役立てられています。その背景には，運動実施と喫煙行動には類似したストレス低減効果があること（Russel, 1983），運動がドーパミンの分泌を活性化させるという脳の神経生物学的なプロセスをもっていること（Benowitz, 1999; Dishman, 2006）が挙げられ，運動実施が禁煙を支援すると考えられています（Marlatt, 1985）。

　実際に，クルチとダラリィ（Kurti & Dallery, 2014）は，20分間の中強度運動（息が弾み，汗をかく程度のややきつい運動）が軽度の運動（楽であると感じる運動）と比較して，喫煙に対する強い衝動を減少させることを示しました。またフォークナーら（Faulkner et al., 2010）は，8時間の禁煙後に中強度の10分間自己ペースウォーキングが，喫煙衝動を減少させることを報告しています。加えて，軽度の運動実施や座ったままの状態と比較して，喫煙するまでの時間を延ばす効果があることもわかりました。15時間の禁煙後における10分間の中強度運動では，喫煙に関する画像を見た際に喫煙したいと思う気持ちが，座ったままの状態と比較して小さいことも明らかにされています（Janse Rensburg et al., 2012）。このように，運動実施がラプス予防につながることが示される一方，禁煙希望者が禁煙を開始し，長期的に継続していくためには，場所を選ばず，日常生活の中で手軽に実施できる運動プログラムが必要です。

　その1つとしてアッシャーら（Ussher et al., 2009）は，12時間の禁煙後，実験室および日常生活場面の両環境において一般的にストレッチや筋力トレーニングとして用いられているアイソメトリック・エクササイズ（上図）やリラックス法の一種であるボディスキャン（下図）を10分間実

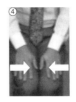 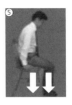

① 両手または片手で額が動かないように固定し，額に押し付ける
② 片手を前に差し出してひじを曲げ，その手首を動かさないように上から他方の手で持ち上げようと頑張る
③ 座った状態で太ももを手で押す
④ ④の状態で太ももをくっつけるように押す
⑤ 足の裏で床を押す

アイソメトリック・エクササイズ

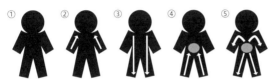

① 深呼吸
② 手から肩に意識を向ける
③ 肩から脚に意識を向ける
④ 脚から腹に意識を向ける
⑤ 腹から身体全体に意識を向ける
※①～⑤までの動作を各15秒ずつ行う

ボディー・スキャン

施することが，喫煙衝動，集中力の欠如，怒りといった禁煙に伴う症状を軽くすることを明らかにしました。さらに，満石・竹中（2016）は，身体運動（アイソメトリック・エクササイズ）とニコチンパッチを組み合わせた禁煙支援が，ニコチンパッチのみの支援を行った場合と比較して，喫煙願望を軽減させることを報告しています。特に女性においては，アイソメトリック・エクササイズの実施がボディ・スキャンと比較して禁煙中における月経前後の落ち着きのなさを軽減させること（満石ら，2014）も明らかになっています。

　以上のように，さまざまな身体運動が，禁煙に伴う禁断症状を低減させる手助けになることがわかってきています。さらに，禁煙開始に伴い食欲が増し，体重増加への不安がラプスによる禁煙失敗の一要因となること（Parsons et al., 2009）からも，禁煙中の身体運動実施は体重増加の抑制につながり（Farley et al., 2012），禁煙をより継続させる可能性があります。しかしながら，運動を組み込んだ禁煙支援はまだ始まったばかりで，日本ではあまり実用化されていません。今後は，禁煙のラプス予防を目的とし，日常生活に組み込める運動プログラムの開発を行うと同時に，禁煙に伴う症状に対する運動の効果をもとにした健康心理学研究の実用化が強く望まれています。

4節 運動指導に寄与する健康心理学

1. はじめに

　運動（スポーツを含む）で積極的に身体を動かし，活動的なライフスタイルを構築していくことが，人々の健康の維持増進に良いことはよく知られています。しかし多くの人々が，さまざまな原因で運動を始めることができない，また始めても継続できずに三日坊主で終わってしまった，といった経験があることでしょう。米国の研究では，運

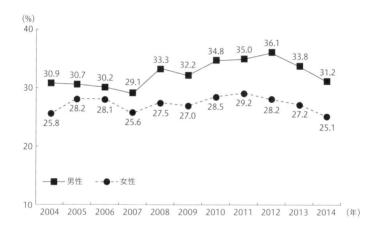

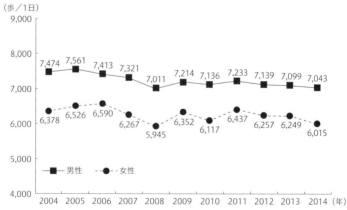

▲図3-3　日本人の運動習慣者*（上）及び身体活動量（下）の年次推移（厚生労働省，2015より作成）

＊運動習慣者：1回30分以上の運動を週2回以上実施し，1年以上継続している者

動を開始した人の約半数が半年以内に運動をやめてしまったということが報告されています（Dishman, 1988）。日本においても，健康づくりのために積極的な運動への参加や実施が推奨されてきましたが，定期的に運動を実施している人の割合はここ十数年増えておらず，日常生活での身体活動量は年々減少しているのが現状です（図3-3）（厚生労働省，2015）。

　定期的に運動を実施することが身体の健康だけではなく，心の健康に対しても良い影響を与えるという科学的根拠は出揃っています。あとは，どうすれば多くの人々が運動に参加し，継続していくことができるのかを考えていくことが課題となってきます。

2．運動指導における健康心理学の役割

　健康づくりを目的とした運動指導（以下「健康運動指導」とする）において，健康心理学が果たせる役割は大きく2つあります。1つは，運動を定期的に実施している人と実施していない人，また継続できる人と継続できない人では何が違うのかを明らかにしていくことです。そして，もう1つは健康心理学の理論や技術を使って，多くの人々に運動に参加してもらう方法や人々が定期的に運動を実施し継続していけるようなプログラムや指導方法を開発していくことです。健康運動指導者に対しても，効果的な運動指導や多くの人々が参加・継続しやすい運動プログラムの作成ができるようになるために，健康心理学の理論や技術を修得することが求められています。

3．運動・スポーツの参加や継続に影響する要因

　運動を定期的に実施している人としていない人，また継続できる人と継続できない人，これらの人ではいったい何が違うのでしょうか。現在までに積み上げられてきた研究の成果から，運動の実施や継続には，人口統計学的要因，心理的要因，社会的要因，環境的要因等のさまざまな要因が影響することがわかっています（表3-7）。これらの要因の中で，人口統計学的要因や環境的要因は変えられない，また安定していて変えにくい要因ですが，心理的要因や社会的要因は指導者の支援方法を工夫することで変えることができる要因です。ここでは，運動の実施や継続に強い影響を与える心理的，社会的要因である

▼表3-7 運動行動や身体活動に関連する要因

〔人口統計学的要因〕
年齢，性別，人種・民族，職業，教育歴，経済状況，健康状態，体格，遺伝等
〔心理的要因〕
性格，運動の楽しさ，運動に対する態度や価値観，気分，メンタルヘルス，セルフ
エフィカシー等
〔社会的要因〕
医師，健康の専門家，友人や仲間，家族からのソーシャル・サポート等
〔環境的要因〕
自宅近隣の運動・スポーツ環境（実際の環境及び環境の認知），自宅近隣の安全
さ，天候・季節等

セルフエフィカシーとソーシャルサポートを取り上げ，健康運動指導
において，これらの要因をどのように利用し，支援していくのかにつ
いて解説します。

(1) セルフエフィカシー

　運動の実施や継続に強い影響を与える心理的要因として，セルフエ
フィカシーが挙げられます。セルフエフィカシーとは，ある結果を生
み出すために必要な行動を自分がどの程度行うことができる自信があ
るかどうかという，自分自身の行動遂行への実行見込み感のことで
す。例えば，運動では，勉強や仕事が忙しくなっても，多少疲れてい
ても，天候が暑くても（寒くても），自分がやると決めた運動を継続
することができるという自信や見込み感です。当然のことですが，高
いセルフエフィカシーをもっている人のほうが，積極的に運動を実施
し，継続することができます。

　健康運動指導者は，セルフエフィカシーを高める資源である成功体
験，他者の観察（モデリング），肯定的な言葉がけ（言語的説得）等
を上手に使って，人々の運動の実施や継続に対するセルフエフィカ
シーを向上させていくことが重要となってきます（表3-8）。

(2) ソーシャルサポート

　運動の実施や継続には，周りの人たちからの援助（ソーシャルサ
ポート）も大きな影響を及ぼします。ソーシャルサポートとは，友
人，仲間，家族，専門家などから提供される有形無形の援助を意味
し，その内容は，情緒的サポート（共感，愛，信頼などの表現），手

▼表3-8　セルフエフィカシーを向上させるための健康運動指導のポイント

セルフエフィカシーを 高める要因	指導のポイント
成功体験	「運動を始めたばかりで続くかなあ」「運動をやってもなかなか効果が出ないなあ」と思っている人には，「うまくできた」「効果が出ている」といった成功を体験できる場面を意識的につくり，達成感や充実感を実感させることが重要です。そうすれば，「がんばって続けてみよう」といった気持ちにつながります。
他者の観察 （モデリング）	「運動を始めたいけど不安だなあ」「うまくできる自信がないなあ」と躊躇している人には，その人と同じようなタイプで，運動をがんばっている人をロールモデルとして提示していくことが重要です。そうすれば，「わたしにもできるかも」「やってみようかな」といった気持ちにつながります。
言語的説得	「運動をさぼっちゃおうかなあ」「最近だるくて運動を行う気になれないなあ」と思っている人には，積極的な声かけを心がけ，「○○さんならできますよ」「最近身体が締まってきましたね」といった肯定的な言葉をかけることが重要です。そうすれば，「もう少しがんばってみよう」といった気持ちにつながります。

段的（道具的）サポート（援助を必要としている人への物質などの直接的支援），情報的サポート（問題解決のためのアドバイス，示唆，情報），評価的サポート（フィードバックなどの自己評価に有用な情報）に分けられます。多くの研究成果から，運動に関連したソーシャルサポートを周囲の人たちから多く受け取ることができている人は，運動を積極的に実施し，継続できていることが報告されています。

　健康運動指導者は，運動を始めたいけど躊躇している人や運動がなかなか継続できない人のソーシャルサポートの提供者になることが重要です。保健指導における運動プログラムへの出席状況や継続状況を調査した結果からも，専門家の適切な支援により，家族や周囲の人からのソーシャルサポートを充実させることや運動に対するセルフエフィカシーを向上させることが，人々の運動プログラムへの参加を促し，運動の習慣化につながることがわかっています（図3-4）（宮地ら，2009）。

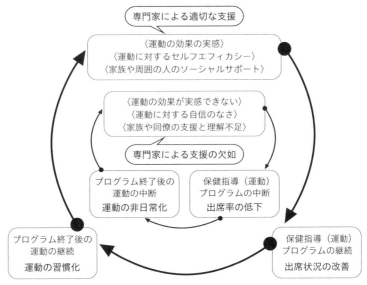

▲図 3-4　運動継続を促す循環モデル（宮地ら，2009）

4. 健康運動プログラムで活用される健康心理学の理論・技術

　健康的なライフスタイルを実現していくために，国で実施されている健康・保健指導においては，健康心理学の理論や技術を活用したプログラムの作成や支援が推奨されています。そして健康運動指導においても，運動の実施や継続を促すために健康心理学の理論に基づいた支援・指導を行うことが重要とされています。ここでは，健康運動指導において多く取り入れられているトランスセオレティカル・モデルとセルフモニタリングを取り上げて解説していきます。

(1) トランスセオレティカル・モデル

　トランスセオレティカル・モデルは，人の健康行動の変容過程を説明する理論で，5 つの変容ステージ，変容プロセス，意思決定バランス，セルフエフィカシーの 4 つの要素で構成されています（詳細はp.54〜58 参照）。そしてこの理論の中心となるのが，変容ステージです。変容ステージとは，人の健康行動の段階を動機づけと実際の行動の水準の組み合わせで分け，それぞれのステージに応じた指導や支援

をしていこうというものです。健康運動指導では，運動をやる気のない人（前熟考ステージ）をやる気にさせ（熟考ステージ），運動を開始するための準備をするように働きかけ（準備ステージ），開始させる（実行ステージ），そして最後は運動が自分のライフスタイルの一部になっていく（維持ステージ）ところまでステージを進めることが重要です。そしてそのためには，指導者は，1）運動を実施する恩恵（メリット）をしっかりと伝え，実施の負担や障害（デメリット）となっていることを軽減すること（意志決定バランス），2）表3-9で述べたような支援方法を用いて，運動に対するセルフエフィカシーを高めること，3）運動をやる気のない人には，運動に対する考え方を変えるようなアドバイスを，一方，運動をやる気はあるができない人や続かない人には，簡単にできる運動の紹介や運動を続けるためのコツなどの具体的な行動に対するアドバイスをする必要があります（変容プロセス）。

(2) セルフモニタリング

　セルフモニタリングとは，自己監視法や自己観察法ともよばれている行動療法の一技法で，問題になっている行動や修正したい行動を自分自身で観察，記録し，さらに評価して，目標としている行動に向けてその行動を変容させていくセルフコントロール法です（山田，1997）。数多くの研究成果から，セルフモニタリングは，健康行動の継続を促すための支援方法として有効であることが報告されており，健康運動指導においても積極的に活用されています。例えば，介護予防の運動指導においても（厚生労働省，2012），高齢者の運動プログラムの実践に対する意識や意欲を高めていくための有効な支援方法として，行動を記録すること（セルフモニタリング）の活用が推奨されています。また最近では，セルフモニタリングの技法を使った自分の生活や行動を記録することができるウェアラブルな機器やスマートフォンのアプリ等も登場しています（図3-5参照）。このような機器やアプリを使って自分の運動の実施状況（例えば，歩数や消費カロリー等）を記録していくことは，運動を始めるきっかけづくりや継続するためのやる気を高める有効な方法になります。

運動指導は心の支援から

現在，国の施策として行われている特定保健指導は，内臓脂肪，血圧・脂質・血糖値レベル，喫煙の有無によって人々を階層化し，生活習慣病になる前のグレーゾーンの人々を対象に，食事や運動，禁煙指導によって早期に発症を予防しようという，疾病発症予防の水際作戦です。しかし，対象となる人が血糖値，脂質，血圧のグレーゾーンにあったとしても，例えば腰痛や膝痛といった整形外科的疾患のように，痛みや不自由さを感じることはありません。そのため，対象となる人たちの多くは，「なぜ，私が特定保健指導に呼ばれたの」と自分自身の健康状態を把握できずに，ライフスタイルを改善しようというモチベーションが低いことが少なくありません。さらに，運動に対して良いイメージをもたないまま生活してきた人にとっては，運動を行うこと自体が高いハードルになります。

人を含むどのような動物も適応能力が高く，悪い方向に適応すると，健康への危機感が低くなり，「楽をすること」「動かないこと」が続くと，「楽をすること」に慣れ，そして「動かないこと」が続くと「動けないこと」に変わっていきます。人々がライフスタイルを変えるには，納得できる理由と目標，そしてこれならできそうだ（セルフエフィカシー）と思わせる具体的な内容やペースの提示，確実にステップを踏んで成果を自分のことと実感できる（生理的，情動的喚起）プログラムが必要とされます。

時間がないから運動ができないという言い訳に対して，「時間は自分でつくるもの」という人もいますが，そのように言ったところで人々は運動を始めようとはしません。体力や生化学的指標の改善を最終目標にすれば，「続ける」という活動がその目標達成で終わってしまいがちです。継続には，季節を感じて俳句や写真撮影，人と交わるウォーキングイベントなど，まずは体験して心で感じてもらうことも重要です。実際に歩いてみると，このようなペースでもよいのか，案外気持ちが良いな，肩こりを感じなくなった，アイデアが浮かんでよかったなど，ポジティブな感情や思いが現れることが多いものです。ポジティブな気持ちで一歩一歩取り組み，そのような自分を素敵に思えるように，運動指導者は，心の支援を心がけることが大切です。健康という人生の土台を築き，前向きな人生をサポートしていくために，運動の科学に基づいたプログラミングだけでなく，その実行を可能にする心理的支援の力は大きいと感じています。

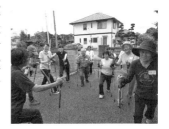

スポーツ指導から学ぶマインドセット

「やればできる，できないのはできると思わないからだ」という言い方は，スポーツ指導者がよく使う言葉です。一見，何の根拠もなく，荒っぽい言い方のように思われがちですが，逆の意味でこの言葉が重要と考えています。

マインドセット，つまり「習い性」となった考え方は，私たちに限界をつくらせてしまいがちです。指導者が陥りがちな罠は，指導者自身の経験や感覚によって，選手の限界をある程度予想してしまったり，決めつけてしまうことです。「素質を見抜いている」と表現すれば聞こえはよいのですが，どんな著名なスポーツ選手も決して最高の身体能力と指導・練習環境によってそのパフォーマンスにたどり着いたわけではありません。指導者は，選手に対して，前向きに練習を積み重ねるスキル，また逆境においても課題に果敢に取り組む心のスキル（レジリエンス）をどれだけ強化できるかが重要です。

2015 年のラグビーワールドカップ・イングランド大会において，日本選手が「我々は身体が小さく，パワーに劣り，これまでに勝利を収めたことがないから，今後も無理だろう」というマインドセットをもったままだと，強豪南アフリカを破るなど 3 勝を収めることはとうていできなかったと思います。エディー・ジョーンズ・ヘッドコーチをはじめ，代表チームを指導したコーチたちは，世界弱小といわれた日本代表のマインドセットを変化させることで，世界レベルで戦える集団につくり上げました。マインドセットを変化させるためには，選手のモチベーションへの働きかけ（評価や失敗にとらわれず，過程に集中するスキルの強化），目標設定および達成への過程を充実させるスキルの強化，選手のリーダーシップのスキルの強化（理想とされる言動の実行，個々の選手への配慮，当たり前に疑問を抱く思考，チームのモチベーションを鼓舞する言動など），指導者と選手間のコミュニケーション力の強化が挙げられます。肯定的なマインドセットをつくり上げる重要性，まさに健康指導に関わる私たちが彼らから学ぶことが多いのではないでしょうか。

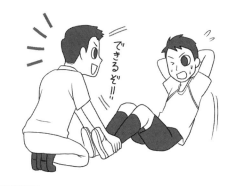

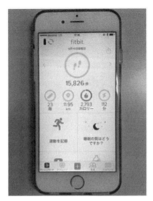

▲図 3-5　セルフモニタリング
　　　　を活用したスマート
　　　　フォンのアプリ

5．本節のおわりに：継続する工夫を

　運動は，身体の健康だけではなく，心の健康，さらに実行機能の向上（東浦・紙上，2016）や認知機能の維持増進（原田ら，2016）などの脳機能の向上にも良い効果をもつことがわかっている万能薬です。しかし，多くの人々はさまざまな理由で運動を始めることをおっくうに思ったり，始めてもなかなか続けることができずにいます。

　「運動が健康に良いという科学的根拠はある程度確立されている。あとはどうすれば人々が積極的に運動を実施するようになるのかを考えることが重要である。そして，それは心理学者の仕事である。」これは，著者が米国心理学会に参加した時に，著名なスポーツ医学者が講演で述べた言葉です。このように人々の健康の維持増進を実現していくため，運動指導における健康心理学の役割は，今後ますます重要になっていくことでしょう。

5節　ヘルスコミュニケーション介入

　WHO によると，健康とは，単に病気や怪我をしていないということではなく，毎日が充実し，身体的な不調もなく，仲の良い友人や支えてくれる家族に囲まれて生活できている状況，すなわち心理的・身

体的・社会的に充実した状態のことをいいます（日本 WHO 協会，2015）。しかしながら，日々の生活の中では，加齢や病気により外出するのも難しくなってしまった，仕事でミスをして上司に叱られた，学校で仲の良い友人とけんかをしてしまったなど，心身の健康にとって悪い影響をもたらすような出来事も起こります。

　いつでも心身ともに満足な状態で生活することは，とても難しいことです。一方で，毎日を健康に送れるよう支援してくれている人々もいます。例えば，手洗いうがいをするように声をかけてくれる学校の先生や，体調を気遣ってくれる家族の存在は，身体の健康に貢献しています。さらに，親身になって悩みを聞き，適切な助言を与えてくれる友人や職場の上司の存在は，心の健康の保持・増進に好影響をもたらします。心身の健康づくりに関して他者からの支援が受けられて健康に過ごすことのできている状態は，社会的に健康な状態ともいえます。このような人々からの健康づくりに関する情報提供や支援は，ヘルスコミュニケーションとよばれています。

　本節では，ヘルスコミュニケーションについて，1）健康づくりに関する情報を伝える人々とその役割，2）個人から個人への直接的なヘルスコミュニケーションのポイント，および 3）リーフレットやポスターといった情報媒体を用いたヘルスコミュニケーションのポイント，について取り上げます。また，地域の人々や中小企業に勤めている労働者の方々を対象に健康づくりを支援している保健師さんたちのヘルスコミュニケーションについても紹介します。

1. 健康づくりに関する情報を伝える人々とその役割

　健康づくりに関する情報というと，多くの人が，テレビの健康番組，新聞や雑誌の記事，医師からの助言，保健の授業などを思い浮かべると思います。このような場面で健康づくりに関する情報を耳にしたり，勉強した人も多いのではないでしょうか。しかしながら，ヘルスコミュニケーションは，単に健康づくりに関する情報を一方的に伝えるだけのものではありません。

　米国疾病管理予防センター（CDC: Centers for Disease Control and Prevention）は，ヘルスコミュニケーションを「対象となる人たちが，健康に良い行動を実施しようと自ら決心できるように適切な

情報を与えて支援すること」としています（CDC，2011）。つまり，「自分の健康は自分で守る」という意識をもってもらえるように健康づくりに関する情報を伝えることを指します。

　例えば，風邪気味の友人に栄養のある果物や温かいものを食べるようにすすめることも，相手が行動を実践しようと思えるように，上から目線にならず，相手のことを思って伝えることができれば立派なヘルスコミュニケーションです。同じように，テレビ番組の制作者が，1人でも多くの人に長生きしてほしいと願い，魅力ある健康番組を制作・放映することも，ヘルスコミュニケーションであるといえます。皆さんの周りで健康づくりに関する情報を伝達してくれている人たち，すなわちヘルスコミュニケーターと伝達している健康づくり情報の内容を，図3-6に示します。この本のテーマは，健康心理学と仕事ですが，「職業」としてヘルスコミュニケーションを行っている人もいれば，「役割」としてヘルスコミュニケーションを行っている人も

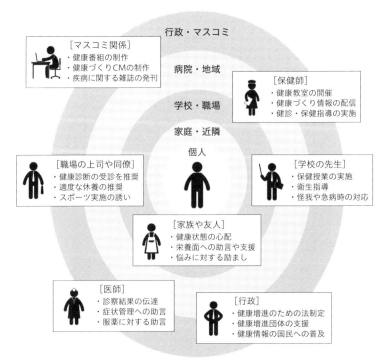

▲図 3-6　個人の健康を支えるヘルスコミュニケーターとその役割

いることがわかります。

　いずれにしても，ヘルスコミュニケーターは，私たちが毎日をより良く生きていくために縁の下の力持ちとして貢献してくれています。

2．個人から個人への直接的なヘルスコミュニケーションのポイント

　ヘルスコミュニケーションにおける個人から個人への直接的な支援は，ソーシャルサポートとよばれています。ロスら（Ross et al., 1990）によるとソーシャルサポートには，手段的サポートと感情的サポートという2つの種類があります。

　手段的サポートとは，例えばインフルエンザの効果的な予防法の紹介，運動施設の利用方法に関する説明，美容に良い料理レシピの紹介といったように，支援を受けた相手が，行動を実施する際に手助けとなる健康づくりの方法（手段）に関する情報提供を指します。

　一方，感情的サポートとは，気の合う仲間と一緒にいるだけで気持ちが晴れてくる，辛い時に親身になって話を聞いてくれる人がいるといったように，特別に何か情報提供や支援を受けているわけではないものの，自分にとってポジティブ（肯定的）な感情を引き起こす他者との関わりを指します。感情的サポートは，ポジティブな気持ちになることで身体をウイルスなどから守る免疫機能の向上にも貢献していることが科学的も証明されています（Ross et al., 1990）。

　実際に皆さんが健康づくりに関する情報を他者に伝える際には，どのような点に注意してコミュニケーションをとったらよいでしょうか。ヘルスコミュニケーションには，何を伝えるか（伝える内容），およびどう伝えるか（内容の伝え方）という2つの要素があります。

　伝える内容については，伝える相手の現状や興味関心と内容を適合させることが大切です。例えば，毎日のようにジョギングをしている人に対して「エスカレーターを使わずに階段を使おう」というのは，的外れな助言になってしまいます。島崎ら（Shimazaki et al., 2012）は，身体活動の実施を促す情報提供を行う際に好まれる内容の男女差について調査をしています。その結果，女性では，アンチエイジング，美容，部分やせ，といった内容が好まれることがわかりました。男性では，生活習慣病との関連についての内容が最も好まれていました。

対人コミュニケーション ── 言語的コミュニケーション
　　　　　　　　　　　　発話の内容や意味

　　　　　　　　　　└─ 非言語的コミュニケーション
　　　　　　　　　　　　言葉によらない意志の伝達
　　　　　　　　　　　1. 身体動作（身振り手振り，しぐさ，姿勢など）
　　　　　　　　　　　2. 表情
　　　　　　　　　　　3. 身体接触
　　　　　　　　　　　4. 視線
　　　　　　　　　　　5. 付属品・人工物（服装，ヘアースタイル，化粧など）
　　　　　　　　　　　6. 近言語（話のテンポ，声の大きさ，強弱，長さなど）
　　　　　　　　　　　7. 対人距離（話をする際の距離，立ち位置）

▲図 3-7　人と人との直接的なコミュニケーションで相手に情報を伝えている経路

　一方，内容の伝え方について，人と人との直接的なコミュニケーションで相手に情報を伝える経路を図3-7に示します。直接的なコミュニケーションでは，言語的コミュニケーションと非言語的コミュニケーションの両方に注意する必要があります。

　相手に伝わる言語的なコミュニケーションついて大坊（2010）は，会話における相手に対する「気遣い（minding）」の重要性について触れています。具体的には，1）ありのままの自分を伝える，2）相手を受け入れていることや相手に対する敬意を伝える，および3）関係を発展させていく意志があることを伝える，といった要素が良好な関係を維持し，自分の意思を伝えることに貢献します。

　さらに，どのような態度や表情，声のトーンで話をするか，すなわち非言語的コミュニケーションも重要です。例えば，どんなに楽しい話題や，ためになる話であっても，相手が携帯電話をいじりながら，目も合わせずに下を向いて話していたら，せっかくの会話も台無しです。これは極端な例ですが，学校の教員が生徒のためをと思って一生懸命に話をしていても，目を吊り上げて強い口調で話をしていて，生徒は下を向いて聞いていない，といった状況は経験がある人も多いのではないかと思います。メラビアン（Mehrabian, 1981/1986）は，非言語的コミュニケーションのもつ機能として以下の5点を挙げています。

　①表現：言葉と同様に意図を伝える機能
　②強調：言葉の内容を強調する機能

③感情表出：自分の感情を伝える機能

④会話調整：相手に会話を始めさせたり，終わらせたりする機能

⑤適応的動作：行動欲求を満たす機能

　また，島崎・吉川（2012）は，肯定的・否定的な印象を与える非言語的コミュニケーションの例として，表3-9に示すような行動を挙げています。非言語的コミュニケーションは，無意識的な面も大きいものの，言語と同じように相手に与える印象を大きく左右します。

　人と人との直接的なヘルスコミュニケーションでは，ちょっとした心がけで健康づくりに関する情報を効果的に伝えることができます。

3. 情報媒体を用いたヘルスコミュニケーションのポイント

　毎日の生活の中で，健康づくりに関する情報に触れる機会がどのくらいあるでしょうか。学校や職場に行くと，行事の予定や授業の休講情報にまぎれて，ひっそりと「健康診断を受診しましょう」や「一人で悩まずにこころの健康相談室へ」といった，心身の健康を守るためのポスターが設置してあります。さらに，病院の待合室には，疾病に関する情報がわかりやすく解説された多くのリーフレットがおいてあります。

　言われて気づいた方もいらっしゃる，またこれまで気にも留めていなかった方も多いのではないかと思います。健康づくりに関する情報の提供を意図した情報媒体（例えば，ポスター，リーフレット，テレ

▼表3-9　肯定的・否定的な非言語的コミュニケーションの例（島崎・吉川，2012より作成）

否定的な非言語的コミュニケーション	肯定的な非言語的コミュニケーション
横目遣いに見る	腕をのばせば，ふれあえる距離で話す
目線をそらす	隣り合い，目線を共有しながら話す
表情を変えない	相手の目を見て話す
声が小さい	声が大きい
目を吊り上げる	ジェスチャーを交えて説明する
硬い口調で話す	身を乗り出して説明する
上半身を後ろに反り，いすに浅く座る	うなずく
後頭部で手を組む	はっきり発音する
眉間にしわを寄せる	握手をする
手で口を覆う	ほほえむ

ビコマーシャル）は，おもに行政や健康づくりを推奨する団体・企業から，私たちに向けて配信されています。

　情報媒体を用いたヘルスコミュニケーションでは，紹介したような事例からもわかるように，見栄えのする素晴らしい情報媒体を製作しただけでは，相手に伝えたい内容が伝わるわけではありません。情報を伝える相手にふさわしい内容を，認知される可能性の高い情報媒体を用いて，適材適所に配置してこそ伝えることができます。

　皆さんは，中学・高校の保健体育の教科書を覚えていますか。保健体育の教科書は，大人になって見返すとイラストや挿し絵が多く，勉強になる内容が多く記載されています。しかしながら，中学・高校の時は，あまり見ていなかったという方も多いのではないかと思います。さらに，保健体育の教科書を，未成年で飲酒や喫煙を繰り返す，本当に健康づくりに関して勉強が必要な人たちが読んでいるとは思えません。海外では，禁煙を意図したヘルスコミュニケーションの方法として，タバコのパッケージに直接，禁煙を促すメッセージ，および喫煙を続けたために汚れてしまった肺と非喫煙者の健康な肺を比較した挿絵を用いた情報提供も行われています。図3-8に，台湾のタバコのパッケージで用いられている例を示します。このほうが，喫煙者の人たちに伝わる可能性は高いと考えられます。

　さらに，第1節で紹介があった健康行動の実施を促すことに貢献する行動変容理論・モデルを参考に，伝える内容や伝え方を考えると，より良い成果が期待できます。例えば，図3-8に示したような，

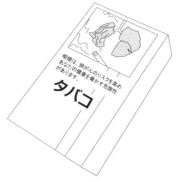

▲図3-8　タバコのパッケージを用いた
　　　　　ヘルスコミュニケーション

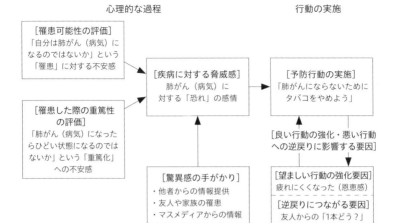

心理的な過程　　　　　　　　　　　　　　　　行動の実施

[罹患可能性の評価]
「自分は肺がん（病気）に
なるのではないか」という
「罹患」に対する不安感

[罹患した際の重篤性
の評価]
「肺がん（病気）になった
らひどい状態になるのでは
ないか」という「重篤化」
への不安感

[疾病に対する脅威感]
肺がん（病気）に
対する「恐れ」の感情

[予防行動の実施]
「肺がんにならないために
タバコをやめよう」

[驚異感の手がかり]
・他者からの情報提供
・友人や家族の罹患
・マスメディアからの情報

[良い行動の強化・悪い行動
への逆戻りに影響する要因]

[望ましい行動の強化要因]
疲れにくくなった（恩恵感）

[逆戻りにつながる要因]
友人からの「1本どう？」

▲図 3-9　ローゼンストックの健康信念モデルに基づく禁煙行動の実施過程の理
解（Rosenstock, 1974 より作成）

　タバコのパッケージに吸い続けることによる害を強調した情報を付加することは，「今の不健康な行動を続けることが重大な病気につながり，身体を壊すのではないか」という恐れの感情を誘発させます。これは，健康行動の実施に貢献することを示したローゼンストック（Rosenstock, 1974）の健康信念モデルに基づいた情報提供です。健康信念モデルに基づいて，禁煙を始めるまでの心理，行動が変化していく過程を図 3-9 に示します。健康信念モデルの考え方に基づいたヘルスコミュニケーションには，あえて恐怖感を与えるような情報を伝え，今の不健康な行動を続けた将来にある姿をイメージさせ，疾患の驚異を理解してもらうことで健康行動の実施を促そうという意図があります。

　行動変容理論・モデルにはさまざまなものがありますが，万能な理論・モデルはありません。ヘルスコミュニケーターとなる人たちが，それぞれの理論・モデルの特徴や強みを理解し，対象なる人たちの特徴や現状に合わせて選択し，活用する「職人のウデ」が重要になります。

4．本節のおわりに：ヘルスコミュニケーションの実践にむけて

　世の中が便利になっていくと，人はどんどん楽なほうに，楽しい方

に流されていくものです。歩ける距離でも車や電車で移動し，小腹が空いたらコンビニでお菓子を買い食いし，肥満になる可能性は高まっています。また，友だちと一緒にいても相手がスマートフォンで別の友だちと連絡をとっていたりゲームをしていて，嫌な思いをしたことがある人もいると思います。便利になればなるほど，心理的，身体的，および社会的な健康を保持していくことは難しいことなのかもしれません。この本を手に取って頂いた方は，健康づくりを支援する「職業」をされている方かもしれませんし，誰かの健康を支える「役割」をもった方かもしれません。それぞれの職業や役割の中で，本節で紹介したヘルスコミュニケーションの要素が活かされ，効果的な支援が実現することを願っています。

新聞によるスモールチェンジ介入

　健康保険の保険者である全国健康保険協会（以下，「協会けんぽ」とする）は，加入事業所が健康づくりに取り組むためにさまざまなサポートを行っています。協会けんぽでは，ここ数年，「スモールチェンジ」を合言葉に，加入事業所の従業員に対して，負担感が小さい健康行動を推奨してきました。すなわち，健康行動の開始に焦点を絞ったアプローチです。加えて，協会けんぽ岩手支部では，支部が主要な記事を提供しているものの，事業所ごとにテイラー化された「Happiness ぷらす 1」という健康情報新聞を毎月発行しています。

　岩手支部と加入事業所のそれぞれが共同して発行しているこの新聞は，毎月 1 回，以下の 4 つのパートの記事で構成されています。まずは，従業員に対して，スモールチェンジについての理解が深まるような行動変容の記事（早稲田大学から提供），次にそれぞれの事業所の業態や業種に合わせ，私たち保健師からの健康情報，そして従業員が「私のスモールチェンジ」をリレー形式で紹介する記事，最後に新入社員紹介やお子さんの誕生，社内行事など，会社からのお知らせや職場の話題です。

　事業所全体の健康づくりのための媒体として新聞を選んだ理由はいくつかあります。まず，月ごとに発行される新聞は，1 度手渡すと終わってしまうリーフレットと異なり，従業員が繰り返し目にすることができます。そのため，自然に「スモールチェンジ」が彼らの身近なものになっていきます。また，社内で広げていると他の人が読んでいることがわかり，それだけで宣伝効果になり，毎月みんなで同じ情報を共有する一体感も生まれます。その他，アンダーラインや書き込みをしたり，切ったり，貼ったり，折りたたんで持ち歩くことができるなど，紙媒体の良さもあります。

　実際に今回新聞を発行した事業所からは以下のような感想がありました。1 つは，「身近な社内の人が書いた記事を読むのが楽しみだった」「記事が参考になった」「自分もやる気になった」などの個人の変化や感想でした。健康づくりが楽しみとなり，知識を得て，行動を起こす動機づけにもなりました。もう 1 つは，記事が従業員同士で話題になったり，「私のスモールチェンジ」の内容について，記事を書いた本人に詳しく尋ねるなど，新聞をきっかけに社内の会話が増えたことでした。各事業所では，「スモールチェンジ」が合言葉のように，日常の会話に出てくるようになり，さらには家に持ち帰って家族と一緒に読んだ人や，工事現場に掲示して下請けの従業員も一緒に読んだ事業所もありました。毎月記事を書く苦労はありましたが，このように「スモールチェンジ」の考え方が職場の内外で

拡がっていったことは，新聞という媒体だからこそできたことです。行動変容を促すスモールチェンジ方略とその伝達ツールとしての新聞は，私たちにとって苦労以上に大きな成果を伴う喜びという結果となりました。

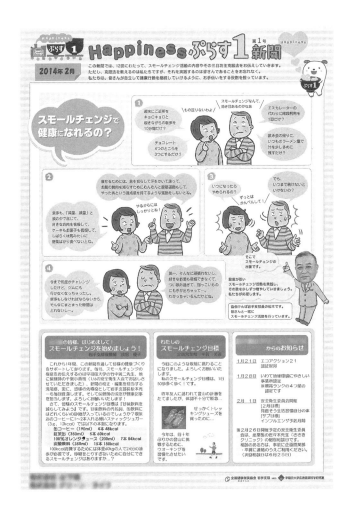

夫婦で取り組むスモールチェンジ

　著者は，埼玉県ときがわ町保健センターに勤務する保健師です。ときがわ町では，住民が人生を豊かに過ごすために日々の健康づくりが重要と考え，平成 22 年より早稲田大学応用健康科学研究室と連携をはかり，町全体のヘルスプロモーション活動として行動変容型の「スモールチェンジ健康づくり」に取り組んでいます。「スモールチェンジ健康づくり」とは，健康行動のハードルを低くし，まずは始めることを目的に食生活と身体活動の両面から健康づくりを行おうとするキャンペーン活動です。

　私たちは，町をあげてのキャンペーン活動を行っていくうちに，重要な対象者が欠けていることに気がつきました。それは，本来ターゲット中のターゲットである壮年世代の男性を取り込めていないことでした。彼らは，健康づくりになじみが薄く，自身の健康よりも仕事を優先するかつての働き盛りの世代です。そのため，この年代の男性にも「スモールチェンジ活動」への参加を促していきたいと考え，夫婦を単位とする「夫婦でスモールチェンジ」というプログラムを開始しました。

　「夫婦でスモールチェンジ」プログラムは，壮年期男性が平日の保健事業に参加することが難しいために，負担の少ない通信教育によって，夫婦という単位で行う自宅での健康づくりです。参加者は，18 組のご夫婦，50～60 歳代が全体の約半数を占めていました。2 週間に 1 回，早稲田大学応用健康科学研究室から継続のコツを伝授するスモールチェンジ新聞が参加者のもとに郵送で届き，参加者は 2 週の間記録した歩数，体重および行動記録を大学へ返送します。担当学生が参加者の進捗状況を見ながら，スモールチェンジ新聞の下部に手書きで個別の支援コメントを書き込みます。このやり取りが 7 回（約 3 か月）繰り返されました。

　3 か月と短い期間でしたが，事業の前後のアンケートと血液検査の変化をみてみると，身体活動や食事について健康的に変化した人が増加し，体重，BMI および総コレステロール値の改善がみられ，生活習慣病の予防効果がありました。何よりも，「夫婦でスモールチェンジ」プログラムに参加したご夫婦は，1 組の脱落もなく，最後まで事業に参加できました。その理由は，個別の課題や問題に配慮し，継続のための知恵として行動変容技法をわかりやすく伝えたこと，そして自宅や生活環境を実践の中心におき，保健センターへの来所を前後 2 回のみと最小限に抑えたことだと思います。

　当初は，行動計画も大きな目標を掲げてしまうご夫婦が多く，その場合にはスモールで達成しやすい計画に変えてもらい，あくまで継続できる内

容を重視するよう学生からアドバイスがありました。夫婦で取り組んだことはリスクよりも利益のほうが大きかったと多くの方が話しており、「夫婦で一緒にウォーキングを行うことで会話が増えた」「パートナーの健康行動の傾向を知ることで自分の生活にも刺激を受けた」などプラスの感想が多く寄せられました。

　継続のためには負担感を軽減することと，個別の状況に応じた励ましをしていくことが重要と思います。この事業では，若い年代の参加者は少なかったですが，参加者の取り組みを広報誌などで住民に向けて広く伝えることで，町全体の意識を向上させるように務めました。保健センターに来所しない人に対しても，メッセージを発信することで，健康づくりに自ら取り組むヒントを提供していきたいと思います。

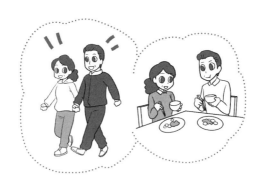

第4章

ライフステージ，対象者に合わせた
健康心理学の貢献

活かせる分野

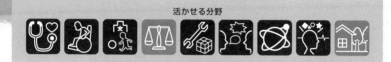

　健康心理学の研究や実践では，対象者群に特化した健康問題の特徴を把握し，対象者に適合した介入方策を検討することで効果を高めることができます。このことを，対象をセグメント化するといいます。ライフステージとは，人の一生における幼年期・児童期・青年期・壮年期・老年期のそれぞれの段階を示していますが，第4章では，ライフステージの段階として子ども・青少年（児童期・青年期），勤労者（青年期・壮年期），および高齢者（老年期）に限って記述しています。子ども・青少年では，発達段階に応じて異なる健康問題も生じています。また，勤労者では，仕事中心の生活が続き，職場での人間関係から生じるストレスや仕事内容との不適応も生じてきます。また，すべてのライフステージで，個々人だけでなく，地域，職域，学校のほか，家庭の問題も絡み，問題が複雑になります。本章では，対象者群に合わせた健康心理学の貢献として，さらに女性に特化した健康問題や，疾患患者，障がい者・児に特化した介入にも言及します。

　第4章では，1節で子ども・青少年の成長に寄与する健康心理学の貢献について，2節では，勤労者の健康，特に仕事に絡むストレスに対してワークエンゲイジメントという観点で解説を行います。3節では，月経や妊娠・出産など女性に特化した健康課題に焦点を当てます。つづいて4節では，社会でますます高齢化が進む中，高齢者の健康問題とその対処について解説を行います。5節では，医療分野で

必要な健康心理学的支援として，疾患患者の療養行動に焦点を絞って解説を行います。最後に，6節では障がい者・児の健康に貢献する健康心理学の研究や実践について紹介します。

1節　子ども・青少年の成長に貢献する健康心理学

1. はじめに

　「くうねるあそぶ」という言葉をご存知でしょうか。この言葉は，今から30年ほど前に流行したテレビCMのキャッチコピーです。よく食べ，よく寝て，よく遊ぶという，大人からみれば夢のようなライフスタイルでうらやましい限りなのですが，子どもにとってこの「くうねるあそぶ」は成長のために必要な3大要素ともいえます。子どもの「くうねるあそぶ」に変化がみられたらSOSのサインかもしれません。食欲がなくなる，眠そうにしている，元気に遊ばなくなる，そんなときはなんらかの原因で子どもの健康が阻害されている可能性があります。大人は子どもの健康のバロメーターとして「くうねるあそぶ」をしっかり観察し，積極的に支援してあげることが必要です。

2. 子ども・青少年のライフスタイルの現状と課題

　子どもの不健康な食事，就寝時間の遅延化，および身体的な不活動などのライフスタイルの乱れが指摘され始めてからずいぶん時が経ちます。ライフスタイルの乱れは，肥満の促進，不定愁訴の増加，およびメンタルヘルスの悪化などさまざまな弊害を引き起こします。特に，子どものライフスタイルの乱れはその時期の健康状態だけにとどまらず，そのライフスタイルを成人後にまで持ち越すことで成人後の健康にも多大なる悪影響を及ぼします（竹中，2006）。しかし，逆に考えれば，子どもの時期に適切なライフスタイルを身につけておけば，成人後の健康にも恩恵をもたらすことができます。本節では，子どものライフスタイルを形成する主要健康行動である，食行動，睡眠行動，および身体活動の3つの行動に焦点を当てながら，子どもの健康問題について考えてみたいと思います。

3．食行動：朝食の欠食

　子どもの食事に関わる問題として，朝食を摂らない欠食，栄養バランスを欠いた食事を摂る偏食，子ども一人だけで食事を摂る孤食などが挙げられます。ここでは，近年，特に問題となっている朝食の欠食について取り上げます。内閣府（2016a）の『子ども・若者白書』によれば，朝食の欠食率は全世代の中で20歳代が最も高く，男性で3割，女性で2割5分となっています。ただし，14歳以下の子どもで約6％，15〜19歳で約13％と未成年の中にも朝食の欠食は一定数みられます。子どもの時期は最も成長が著しく身体の基礎をつくるべき時期であることを考えると，若年成人ほどの率ではないとはいえ，子どもの欠食の問題は決して看過できるものではありません。朝食を欠食すると食事の回数が減ることで，どうしても摂取する栄養のバランスが偏り，ビタミンやミネラルなどが不足しがちです。また，樋口ら（2007）の研究では，朝食を欠食した群は，朝食を摂取した群に比べて，日中の疲労感が高く，集中力・作業能率が低いことが報告されています。つまり，朝食を欠食している子どもは，学校生活中も，けだるさを感じながら授業に集中できていない状態になっています。

　朝食を欠食する原因としては，子どもたちの生活が夜型のライフスタイルに変化したことに伴い，就寝前に夜食や間食を摂ってしまうことで朝の食欲が低下することや，朝起きられず朝食を摂る時間がないことなどが考えられます（小林・篠田，2007）。朝食の欠食の問題は，次に述べる睡眠行動の問題と密接に関わっています。

4．睡眠行動：就寝時間の遅延化

　睡眠は，子どもの成長に欠かすことのできない大切な活動です。睡眠中に分泌される成長ホルモンは，骨を伸ばし，たんぱく質の合成を促し，脂肪の沈着を減らす働きがあります。成長ホルモンは，特に寝入ってすぐの深いノンレム睡眠時に多量に分泌されるといわれています。しかし，近年では，子どもの就寝時間の遅延化によって，十分な睡眠時間を確保することが難しくなっています。そもそも，人間の体内時計はちょうど24時間というわけではなく，自然のままに生活していると徐々に夜型の生活スタイルにずれ込んでいく傾向がありま

す。これをフリーランとよび，私たちは朝の光，朝食の時間，登校時間など身の周りのいろいろなサインを手がかりに1日24時間に調節しながら生活しているのです（神山，2005）。生理学的にみると，眠気を誘発するのはメラトニンとよばれるホルモンで，これは朝起きてから14〜16時間後に分泌されます。このメラトニンは，暗い環境で分泌が促され，明るい環境では分泌が抑制されます。つまり，起床時間が遅すぎたり，明かりをつけて夜更かしをしているとメラトニンの分泌が抑えられ，夜いつまでたっても眠気が来ずに夜型の生活から脱することができなくなります。神山（2005）は，子どもに対して早寝の習慣をつけさせるためには，夜寝る際には部屋の明かりを消す，寝間着に着替えさせる，「おやすみ」を言って回るなどの入眠儀式（ルーティン）を取り入れ，意識的に寝る準備をさせることを推奨しています。

5. 身体活動：外遊びの消失

　1980年ごろの小学生の1日の平均歩数は3万歩近くあったという有名なデータがあります（波多野，1979）。通常，人間の歩行は1分間に約100歩といわれていますから，単純に計算すると毎日6時間身体を動かしていたことになります。実は，このデータはやや特殊なもの（国立大学の附属小学校に在籍する少人数の児童のデータ）であり，必ずしも同時代の平均的な身体活動量としてとらえることはできません。では，実際，当時の子どもたちはどのくらい歩いていたのでしょうか。1980年代に行われた他の研究をみてみると，1日約2万歩程度歩いていたと報告が多いようです。現在の子どもたちの1日の平均歩数が1万2，3千歩ですから，やはり，当時の子どもたちと比べて，現在の子どもたちの身体活動量が著しく減少していることは間違いないようです。この身体活動の減少に伴って，子どもたちの心身の健康に問題が出てきていることも数多く報告されています。また，子どもにおける外遊びや運動などの身体活動は思いやりや協調性といった社会性とも関連することが報告されています（上地，2014）。現在，子どもの身体活動の機会の減少に伴う，身体的，精神的および社会的健康への悪影響が懸念されています。

6. 三者の相互依存関係

　食行動，睡眠行動，および身体活動は，それぞれが独立した行動ではなく，互いに切り離せない相互依存的関係にあります。いずれか1つの行動に問題が生じるとドミノ倒し式に他の行動にも悪影響が及びます。例えば，日中に外遊びや運動をしないと身体が疲れずに夜になってもなかなか寝つけない，寝つけないので夜更かしをすると朝食を欠食しがちになる，朝食を摂っていないと日中元気が出ず身体を動かせないという負のループが延々と続きます。上地ら（2007）の研究でも，小学生の食事，睡眠，および身体活動の三者のパターンについて，大きく分けると完全な健康パターン（3つの行動とも好ましい健康行動型）と完全な不健康パターン（3つの行動とも好ましくない不健康行動型）の2パターンに分かれることが明らかにされています。しかし，そのほかのパターンがないのかといえばそうとも限らず，「不健康な食生活だが，人一倍よく身体を動かす」（不適切食事型）パターンや「睡眠には問題があるが，人一倍健康的な食事を摂り，身体もよく動かす」（睡眠問題型）パターン，「活動量だけが極端に少ない」（不活動型）パターンなど，部分的に好ましい傾向を示す特異的なパターンも少なからず存在します（図4-1参照）。ただ，やはり，こういった一部の行動だけ健康的であっても他の不健康な行動

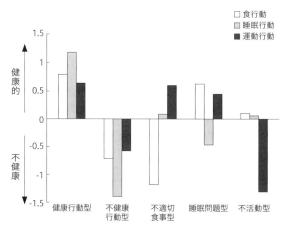

▲図4-1　子どもの健康行動の実施パターン（上地ら，2007
　　　を一部改変）

を補うことはできないようで，不定愁訴やメンタルヘルスの得点について，すべての行動で健康的なパターン（健康行動型）を示す児童と比較すると，彼らほど高い得点を示していませんでした。この結果からも，健康的な子どもを生み出すためには，食事，睡眠，および身体活動のすべてをバランス良く行うことが重要であることがわかります。

7．子どものライフスタイルは親のライフスタイル

　当然のことながら，子どもは自分たちの力だけで生活することはできず，大人の庇護のもとで生活しています。そのため，子どもの健康行動は，周りの大人（特に母親）の影響を強く受けます。例えば，睡眠行動についてみれば，母親が朝型だと子どもも朝型になることが多く，母親が夜型だと子どもも夜型になるといわれています（松村，1993）。また，朝食の欠食についても，母親が朝食を欠食している子どもほど朝食の欠食率が高いとの報告があります（小林・篠田，2007）。身体活動に関しては，親の身体活動水準もそうですが，親からの「サポート」が特に子どもの身体活動水準に影響を与えています。つまり，直接，親が子どものモデルとなることに加えて，親からの「励まし」「手助け」および「理解」が，子どもの身体活動と関連することが明らかにされています（Welk, 1999）。

　このように，子どもの健康行動に関する問題は，子どもだけの問題ではなく，大人の問題でもあります。大人は，子どもの健康を守るためにも，まずは自分自身の健康的なライフスタイルを確立することが必要です。

8．子どもの健康的なライフスタイルの確立を支援する仕事

　子どもの健康的なライフスタイルを確立するためには，どのような対策を誰が担えばよいのでしょうか。食行動や睡眠行動に関しては，親の影響が大きいために，親子を対象とした対策が必要となるでしょう。身体活動に関しては，集団生活を送る学校の影響は大きいようです。市町村などの自治体には住民の健康を促進する仕事をする職員や保健師がいます。子どもが非常に多くの時間を過ごす保育園・幼稚園・こども園などの保育士・教諭・看護師，小学校から高校には学校

教師や養護教諭などの仕事もあります。非常勤ですが，園医や校医もいます。そうしたプロの仕事以外でも PTA や放課後の活動を支援するボランティアの仕事もあります。身体活動に関しては，いろいろなスポーツクラブの仕事もありますし，自主的な同好会のような組織をつくって活動することもできます。これらの仕事は子どもの健康的なライフスタイルの実現に貢献していますが，不健康なライフスタイルに陥ってしまった子どもはどうしたらよいのでしょうか。

9. 不健康なライフスタイルの子どもを支援する

　不健康なライフスタイルがもたらす結果は，社会的不適応や病気です。子どもの社会的不適応といえば，不登校やひきこもりが筆頭に挙げられます。また，多くの病気は複合的な要因で発症しますが，不健康なライフスタイルは特定の疾患だけでなく，どの疾患にも悪影響を及ぼします。睡眠不足やストレスが続くと，体力が十分に回復しないために免疫力が低下して風邪をひきやすくなります。風邪のように自然に治る病気ならまだよいですが，もっと深刻な慢性疾患にもかかりやすくなります。朝食の欠食や夜型の睡眠行動，そして運動不足がもたらすのは体調の不調だけではなく，免疫力やストレス耐性の低下も呼び込んで悪循環を形成することになります。発症する前から，不健康なライフスタイルに介入できるとよいのですが，多くのケースは事後の対策に終始することが多いのが現実です。

　とはいえ，事後すなわち問題が顕在化した後であっても，適切な対応を施すことができれば，子どもの場合は可塑性が高いため，健康を取り戻す希望があります。しかし，病院で行われる治療は，病気への薬物療法や手術がおもで，健康的なライフスタイルを取り戻す方法を教えてくれることは稀です。根本的な治療や新たな病気の予防には，健康的なライフスタイルへの行動変容が重要であり，それには健康心理学を応用する必要があります。

10. 病気になった子どもへの対応

　例えば，現代社会で急増したアレルギー疾患について考えてみましょう。子どもに多いアレルギー疾患はアトピー性皮膚炎と気管支ぜんそくですが，ともに健常児よりも肥満の傾向があることがわかって

います（Weinmayr et al., 2014）。痒みやぜんそく発作は睡眠不足をもたらし，運動にも支障をきたします。睡眠不足と運動不足は成長ホルモンの分泌を抑制するので，身長の伸びが抑制されて健常児よりも平均身長が低くなります。さらに運動量の低下が体重増加につながります。しかし，幸いなことに，今は治療が進歩して，適切な薬物療法を実行すれば痒みも発作もほとんどゼロにできるようになりました。したがって，薬物療法とライフスタイルの改善（行動変容）で，アレルギー疾患は克服することができます。すなわち，適切な薬物療法で症状を改善し，行く末は薬物療法に頼らなくてもよいように健康的なライフスタイルで再発を予防する戦略を立てることが大切です。

11. アドヒアランスの向上

　アドヒアランス（行動変容）には，服薬行動のアドヒアランスと非薬物療法すなわちライフスタイルの改善のアドヒアランスがあります。いずれも従来の行動からの変容が必要となります。

　どんなに良い薬が開発されても，患者が服薬しなければ治療効果は期待できません。そこで，大切になるのが，服薬行動へのアドヒアランスです。アレルギー疾患の治療を専門にしている病院の多くが，患者向けの教育を行っています。しかし，知識を与えるだけの教育では効果がないことがわかっています（Gibson et al., 2002）。すなわち，アドヒアランスは知識を与えただけでは改善しません。そこで，行動変容をもたらす健康心理学を活用する仕事が重要となります。

　私たちはアトピー性皮膚炎の患者（の保護者）を対象に調査を行いました（Ohya et al., 2001）。その結果，アトピー性皮膚炎の治療に関するアドヒアランスに最も強い影響を与える因子は，「患者と医療者の良好な関係」であり，次に「主観的な重症感」と「母親の不安」でした。保護者が自分の子どもの病気を重症であると考えるほど不安は強まり，治療にも積極的になるのは当然といえるでしょう。また，医療者との信頼関係が良好であるほどアドヒアランスが良いのは，どの疾患にも共通した現象です。しかし，医療者と良好な信頼関係を築きにくい保護者がいるのも事実です。自分は犠牲になっているという思い込みが強く，出費に敏感で夫や周囲の人々からの支援を得られにくい性格の母親は，医療者とも信頼関係を築きにくく，アドヒアラン

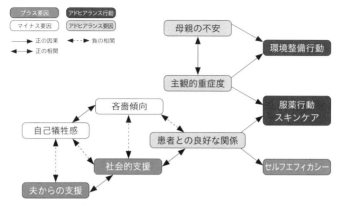

▲図4-2　アトピー性皮膚炎のアドヒアランス行動に関する構造方程式モデル（Ohya et al., 2001）

スがあまり良好ではないことがわかっています。こうした母親をもつ子どもの治療には，特別な配慮が必要となります。しかし，一般的に，子どもの治療は母親に依存することが多いので，こうした母親の子どもは標準治療を行ってもコントロールが不良で母子ともにストレスフルな生活を送っていることが多いのです。逆にいえば，ラポールを築きにくい母親ほど本当は社会的支援が必要だということを留意すべきです（図4-2）。

12.　ぜんそくの子どものアドヒアランスを改善する（行動変容の支援）

次に，気管支ぜんそくのアドヒアランスに影響を与える因子はどのようなものかを調べてみました。学童期以降の気管支ぜんそくの治療では，吸入ステロイドがガイドラインでは第一選択薬として重要視されています。ただ，内服薬に比べると少し面倒であり，次の5つの因子が抽出されました（飯尾ら，2011）。それらは，1）吸入ステロイドのメリットを理解すること，2）吸入手技の習得，3）家族からの支援，4）副作用の心配，5）医師からの説明，です。意外にも「家族からの支援」があったほうが小学生の場合はアドヒアランスは良いという結果でした。親から言われるとうるさいのでかえってやらなくなる子どももいますが，まだ親からの支援を必要としていることがわかりました。

e ラーニングを用いたぜんそく児への支援

日本の子どもの3人に1人は，気管支ぜんそく，アトピー性皮膚炎，食物アレルギー，アレルギー性鼻炎などのなんらかのアレルギーを経験するといわれています。中でもぜんそくは，空気の通り道である気管が慢性的に炎症を起こしている状態で，ほこりやダニなどを吸い込む，運動をする，風邪や感染症にかかるなどの刺激が加わることで発作が誘発されます。重症度にもよりますが，ぜんそくの子どもは，発作を予防する薬を毎日使用して，発作が起こらないように努めています。しかし，風邪治療のように一時的な期間だけに薬を服用するのと違い，毎日，薬の服用を続けることは容易なことではありません。

私たちは，ぜんそくの子どもたちを対象にした e ラーニング・プログラムを開発し，その中に健康心理学の理論・行動変容技法を取り入れ，ぜんそく特有の自己管理を継続するテクニックやヒントを組み込んでいます（飯尾ら，2016）。そのプログラムは，子どもが楽しんで取り組めるように，タブレット端末を使用しています。さらに，継続してプログラムを受講しても飽きずに取り組めるように，受講する度に異なる問題（質問）が出るとともに，それぞれの子どもの回答に応じてフィードバックプリントが作成される仕組みになっています。

ぜんそくは，発作がない普段では無症状で，無症状の時でさえも気管の炎症が起こっているという，目に見えない病気です。そのために子どもは，「苦しくないのに薬を使うの」という気持ちや「面倒くさい」という気持ちになること，さらには「つい忘れてしまう」といったことがしばしば生じます。このような状況下においても，子どもが自分で病気の管理，そしてそれを継続することが重要であり，医療専門職は彼らのぜんそくの自己管理を支援するという重要な役割を担っています。

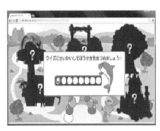

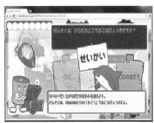

以上のように，病気の子どもの自己管理の支援においては，医・看護学的視点のみならず，健康心理学の視点を含めた多角的視点で病気の子どもを支援することが重要です。

通信情報技術を用いたぜんそくの子どもへの支援

保健室から見た子どもの健康

　保健室の先生とは，正しくは養護教諭といいます。養護教諭は，日本オリジナルの職業であり，教育職という立場で子どもの健康を扱うという点でまったく同じ仕事内容を行っている職業はありません。

　養護教諭は，子どもの健康管理と保健指導を行い，心身の成長を手助けします。健康診断，予防指導，心のケア，救急処置，環境衛生など，学校における心と身体の健康や安全を保持増進するための幅広い活動をしています。時には，医師や看護師，カウンセラーのような役割を担うことも必要とされますが，養護教諭はあくまでも，教育者であり，それらの職業を補完するものではありません。

　著者は，学校において健康をプロデュースするという考えの基，保健室を処置の場としてだけではなく，予防教育の場として発展させたいという願いをもっています。また，健康のスペシャリストとして，応急手当や健康診断，健康教育，健康相談の担い手になろうと心がけています。

　そんな思いを強くさせたのが，健康心理学との出会いでした。健康心理学は，健康をキーワードに，心と身体の関係を生理的，心理的，環境的側面から研究しようとしている点で，日々の養護教諭としての仕事に厚みをもたせてくれると感じています。

　保健室で子どもは，自分の心の不調を「しんどい」や「頭が痛い」「お腹が痛い」のように，身体の表現を使って訴えてくることがあります。養護教諭は子どもの表現に波長を合わせ，その裏に心の問題を抱えていると感じていても，まず子どもが表現する内容を素直に受け止めてあげなければなりません。身体でしんどさを訴えてきたときには，その身体の症状に対して丁寧な対応をします。身体の症状に合わせた対応をとっている中で，心の問題を話し始めたり，少し楽になったりということもあります。身体を切り口に心の問題を扱うことは，まさに健康心理学的アプローチといえます。

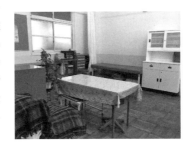

　個人的には健康心理学の大きなテーマであるストレスマネジメントに興味をもっています。現代社会を生きていく上で，切っても切り離せないストレスとどう付き合っていくか，保健室での何気ない会話の中からも，子どもたちが健康に人生を過ごすためのヒントを与えられたらと思っています。

さて，ぜんそく薬の治療は進歩して，ほとんど発作を起こさず健常児と同じ生活が送れる時代になったと述べましたが，子どもの患者にきちんと服薬行動を守らせることは簡単ではありません。特に日本の多くの医療機関では，忙しい医師は患者や親に対して十分な説明の時間をとるゆとりがありません。そこで，看護師や薬剤師などが直接患者教育に携わる工夫をする医療機関が増えてきました。それでもぜんそくの患者さんは多いのでたいへんです。個々の患者さんごとに特徴が違うので，一律の教育をしたのでは効果があがりません。そこでこれまでに健康心理学を使って研究した成果を活かしたコンピュータープログラムで，個々の患者さんに合った教育ができればよいと考えました。試作段階ではありますが，そのような教育プログラムが開発されています（飯尾ら，2014）。今後，さらに精度を上げて本格的に使えるプログラムとして改良を重ねているところです（Iio et al., 2016；飯尾ら，2016）が，詳しくは「現場の声 16」をご覧ください。

13．本節のおわりに：くうねるあそぶの相互依存に注目

　子どもの健やかな成長には，「くうねるあそぶ」すなわち「よく食べ，よく寝て，よく遊ぶ」ことが欠かせませんが，健康的な食行動，睡眠行動，身体活動を実現できている子どもばかりではありません。そうした子どもは病気になりがちです。しかし，病気の治療を受けても健康的な食行動，睡眠行動，身体活動が回復するとは限りません。そのためには行動変容が重要となります。子どもに多いアトピー性皮膚炎やぜんそくの治療を成功させるにも行動変容（アドヒアランス）が必要です。すなわち，病気の予防にも治療にも健康的なライフスタイルを実現するための行動変容が必要で，それはまさに健康心理学の仕事なのです。

2節　勤労者の健康に果たす健康心理学：
　　　ワーク・エンゲイジメントの視点から

1．はじめに

　近年の労働者を取り巻く社会経済状況は，大きく変化しています。産業構造の変化（サービス業の増加），働き方の変化（裁量労働制な

ど），情報技術の進歩に伴う仕事と私生活との境界の不明確化，少子高齢化，共働き世帯の増加など枚挙にいとまがありません。こうした変化を受け，職場のメンタルヘルス活動においても，精神的不調への対応やその予防にとどまらず，個人や組織の活性化を視野に入れた対策を行うことが，広い意味での労働者の「心の健康」を支援する上で重要になってきました。

このような流れを受け2000年前後から，心理学および産業保健心理学の領域でも，人間の有する強みやパフォーマンスなどポジティブな要因にも注目する動きが出始めました。このような動きの中で新しく提唱された概念の1つが，ワーク・エンゲイジメント（work engagement）（島津，2014）です。本節では，ワーク・エンゲイジメントの概念を紹介した上で，労働者個人と組織の活性化の方法について紹介します。

2．ワーク・エンゲイジメントとは

ワーク・エンゲイジメントとは「仕事に誇りややりがいを感じている」（熱意），「仕事に熱心に取り組んでいる」（没頭），「仕事から活力を得ていきいきとしている」（活力）の3つがそろった状態であり，バーンアウト（燃え尽き）の対概念として位置づけられています。バーンアウトした従業員は，疲弊して仕事への熱意が低下しているのに対して，ワーク・エンゲイジメントの高い従業員は，心身の健康が良好で，生産性も高いことがわかっています。

(1) なぜワーク・エンゲイジメントに注目する必要があるのか

ワーク・エンゲイジメントを学術用語として定義したオランダ・ユトレヒト大学のシャウフェリ教授は，ワーク・エンゲイジメントの反対の概念である「バーンアウト」（燃え尽き）の研究と実践に，長年関わってきました。では，彼はなぜ，バーンアウトとは反対の状態であるワーク・エンゲイジメントに注目し，研究するようになったのでしょうか。この点について，シャウフェリ教授は，筆者に次のような話をしてくれたことがあります。

「自分は長年，バーンアウトの低減と予防に従事することで労働者の幸せ（well-being）に貢献したいと考えていた。しかし，それだけ

では労働者の幸せに貢献するには十分ではないことがわかった。確か
に，バーンアウトしていないことは幸せであることの一部ではある
が，それがすべてではない。バーンアウトしていないからといって，
必ずしも幸せであるとは限らないからだ。本当の幸せにつなげるため
には，バーンアウトの低減とともに，仕事でいきいきとした状態を高
める必要があるのではないか。」

(2) ワーク・エンゲイジメントとワーカホリズム

　ワーク・エンゲイジメントに注目したメンタルヘルス対策を検討す
る際，関係する他の概念と区別する必要があります（図4-3）。その
1つがワーカホリズムです。ワーカホリズムは，活動水準が高く，仕
事に多くのエネルギーと時間を注いでいる点で，ワーク・エンゲイジ
メントと共通しています。ところが，ワーカホリックな人は「強迫的
に」働くのに対して，エンゲイジメントの高い人は「楽しんで」働き
ます。つまり，ワーカホリズムは仕事への態度が否定的であるところ
が，ワーク・エンゲイジメントと異なっているのです。

　両者の違いは，仕事に対する動機づけの違いによっても説明できま
す。ワーク・エンゲイジメントの高い人は，仕事が楽しく，仕事にや
りがいを感じ，その仕事が重要だと思い，「もっと仕事をしたい（I
want to work）」と考えていることから，仕事に多くの時間とエネル
ギーを費やしています。ところが，ワーカホリックな人は完璧主義

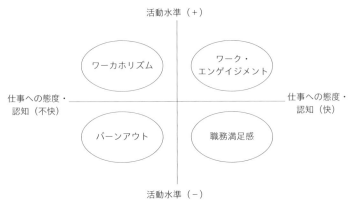

▲図4-3　ワーク・エンゲイジメントと関連する概念

で，周りからの期待以上の成果を常に出そうと思っているため，仕事のことが頭から離れません。また，職場から離れると罪悪感を覚え，不安で落ち着きません。つまり，罪悪感や不安を避けるために，「仕事をせざるをえない（I have to work）」と考え，リラックスするために仕事に多くの時間とエネルギーを費やしているのです。換言すると，ワーク・エンゲイジメントの高い人は「夢中型の努力」によって，ワーカホリックな人は「我慢型の努力」で特徴づけられているといえます。

（3）ワーク・エンゲイジメントが高いと

　これまでの研究では，ワーク・エンゲイジメントと健康，仕事・組織に対する態度，パフォーマンスなどとの関連が検討されています。1）健康に関しては，ワーク・エンゲイジメントが高い人は，心身の健康が良好で睡眠の質が高いこと，2）仕事・組織に対する態度では，職務満足感や組織への愛着が高く，離転職の意思や疾病休業の頻度が低いこと，3）パフォーマンスでは，自己啓発学習への動機づけや創造性が高く，役割行動や役割以外の行動を積極的に行い，部下への適切なリーダーシップ行動が多いこと，などがわかっています。このように，ワーク・エンゲイジメントが高い人は，心身ともに健康で，仕事や組織に積極的に関わり，良好なパフォーマンスを有しているといえます。

3．ワーク・エンゲイジメントを高めるには

　ワーク・エンゲイジメントを高めるための方法は，従業員個人ができる工夫と，組織ができる工夫とに整理することができます。従業員個人ができる工夫では，一人ひとりが「内的資源」，つまり個人資源（心理的資源ともいいます）を強化することで，ワーク・エンゲイジメントを高めることをねらいとしています。これに対して，組織ができる工夫では，従業員の「外的資源」，つまり職場内の組織資源を増やすことで，従業員一人ひとりの，さらには組織全体のワーク・エンゲイジメントを高めることをねらいとしています。

(1) 従業員個人ができる工夫

　以下では，従業員個人ができる工夫として，仕事への自信を高める方法とキャリアへの道筋をつける方法について紹介します。

①仕事への自信を高める　現在のメンタルヘルス対策では，多くの事業場で1次予防としてのセルフケア教育が行われています。そこでは「ストレスに早く気づき，上手に対処する」ために，さまざまなスキルが教育されています。ここで重視されているのは，今体験しているストレスや，将来体験するであろうストレスにいかに対処するかという点にあり，いかに「いきいき」と働くかは重視されていません。

　そこで，最初に注目したいのが，仕事への自信，つまりセルフエフィカシー（Bandura, 1997）を高めることです。ワーク・エンゲイジメントを高める個人資源として，セルフエフィカシーは大きな影響力をもっています。ですから，仕事へのセルフエフィカシーを高めることが，ワーク・エンゲイジメントの向上につながるのです。

　仕事へのセルフエフィカシーを高めるには，ストレスに対処するためのスキルのほかに，仕事を上手に進めるためのスキルにも注目することが必要です。例えば，時間を上手にコントロールするためのタイムマネジメントスキル，上司，同僚，顧客などとの人間関係を円滑にするためのコミュニケーションスキル，直面した問題を解決するための問題解決スキル，設定した目標を達成するための目標達成スキルなどが一例です。これらのスキルを高めることで，仕事に対する自信を高め，ひいてはワーク・エンゲイジメントの向上につなげることが期待できます（これらのスキルを高めるための具体的な方法については，拙著『自分でできるストレスマネジメント』［島津・島津，2008］を参照ください）。

②キャリアの道筋をつける　バブル経済崩壊後，多くの企業では新卒者の採用を控える年が続きました。その後，景気が少しずつ回復し，企業は採用を再開しましたが，多くの企業では，中間層の社員が少なく，若手社員と高年齢の社員が多いという年齢層の二極分化がみられるようになりました。ここで困った問題が1つ起こりました。それは，中間層の社員が少ないために，若手社員のロールモデルとなるような先輩を見つけにくくなったことでした。つまり，若手社員が気軽に相談したり，憧れたりする先輩が身近に少なくなったのです。その

ため，「自分はどんなキャリアを歩んでいくのか」「いつ，どんな知識
やスキルを，どのように身につければよいのか」がみえづらくなりま
した。

　仕事にエンゲイジするには，ある程度長期的な目標を立てることが
大事です。車の運転では，カーナビで行先を指定しないと，ルートを
見つけることはできません。行先が決まって，初めてルートと所要時
間を計算することができるのです。運転するときも，目の前の景色だ
けを見ていては車の挙動は安定しません。遠くと近くの両方を見ない
と車の挙動は安定しないのです。

　「この会社で将来こんな仕事をやってみたい」「あの先輩のような仕
事をやってみたい」のように，少し先を見据えた目標設定が，前向き
な行動の原動力となり，ワーク・エンゲイジメントの向上につながる
と考えられます。従業員自身が良いモデルを探しながら目標設定する
ことも重要ですが，企業としても，キャリアの道筋やロールモデルを
みえやすくする工夫を行うことで，従業員のエンゲイジメントを向上
させることができるのではないでしょうか。

（2）組織ができる工夫

　組織ができる工夫では，従業員の「外的資源」，つまり職場内の組
織資源を増やすことで，従業員一人ひとりの，さらには組織全体の
ワーク・エンゲイジメントを高めることをねらいとしています。従来
のストレス対策で職場に向けて行われた活動には，管理監督者研修
（部下への支援能力の向上を目的とした教育研修）と職場環境等の改
善（職場のストレス要因の低減を目的とした改善活動）の２つがあ
ります。しかし，組織の活性化を図る際には，それぞれの活動の中
に，組織資源を充実させるための視点や活動を加えることが重要で
す。

①管理監督者研修における工夫　管理監督者研修では，研修で取り上げ
られる知識とスキルが，精神的に不調となった部下への対応だけでな
く，それ以外の従業員の活性化や健康職場の実現にも効果的であるこ
とを研修内で強調することが必要です。また，人事部門が行っている
マネジメント研修（例えば，コーチング研修など）では，部下の活性
化を通じて，メンタルヘルスの向上にも役立つことが知られているこ

とから，マネジメント研修の企画と実施に際しては，産業保健とも連携しながら，メンタルヘルスの視点を盛り込むことが望まれます。

②職場環境改善における工夫　職場環境の改善活動においては，メンタルヘルスを阻害するストレス要因を評価し，改善に結びつける活動が行われています。2015 年 12 月からは，労働安全衛生法の改正により，精神的不調の第 1 次予防をおもな目的としたストレスチェック制度が法制化され（厚生労働省，2015c），ストレスチェックの結果を集団分析し，職場環境の改善につなげることが努力義務とされました。今後は，従来の職場環境改善の考え方を発展させ，従業員のワーク・エンゲイジメントを促す仕事の資源もストレスチェックの検討項目に加え，仕事の資源の増強を図る活動も同時に行うなど，ストレスチェック制度を戦略的に活用しながら組織の活性化を図ることが望まれます。

　ここで，某企業（小売業）における本部および首都圏店舗で行われた職場の活性化対策の事例を紹介します（内容に支障のない範囲で若干の改変を加えました）。この対策は，1）安全衛生委員会などでの周知，2）職場環境の評価，3）調査結果の報告会，4）対策の実行，5）水平展開，の 5 つのプロセスから構成され，筆者が外部から活動を支援したものです。

　2）職場環境の評価では，厚生労働省の研究班によって作成された新職業性ストレス簡易調査票を X 年 8 月に Web にて全従業員に実施しました。産業保健スタッフが Web システムを利用し，仕事のストレッサー，組織資源，ストレス反応，満足感（職業生活，家庭生活），仕事のパフォーマンス，ワーク・エンゲイジメントの平均値を職場単位で算出し，結果を表および図（組織の総合健康度，仕事のストレス判定図，レーダーチャート）で表示しました。

　3）調査結果の報告会は，X 年 10 月に 2 回，各職場の所属長（約 20 名をマネジメント）が参加して行われました。所要時間は 1 回当たり 2 時間で，各回 30〜40 名の所属長が参加しました。講義（30 分）では，職場のメンタルヘルスに関するポジティブな考え方としてワーク・エンゲイジメントを紹介し，ワーク・エンゲイジメントを高めることが心身の健康の向上と組織の活性化の両方につながることを説明しました。そのための方策として，組織資源（職場の強み）を充

実・強化することを説明しました。結果の読み方については，全職場の結果を例としながら結果の解釈と活性化対策のポイントを解説しました。続いて，各職場の個別の調査結果をもとに，ワーク１（職場の強みと課題の把握）とワーク２（活性化を図るための行動計画の作成）を行いました。それぞれのワークは所属長が自職場の結果を参照しながら，個別にシートに記入しました。最後に，まとめおよび質疑応答と総括を行いました。総括では，結果報告会の終了２週間以内に各職場での活性化行動計画を人事部と産業保健部門に提出することが人事部長より要請されました。

　4）対策の実行に関しては，結果報告会終了２週間以内に，各職場は活性化対策に向けた行動計画を人事部と産業保健部門に提出し，計画に基づきながら活性化対策を行いました。X＋1年2月末から3月にかけて，各職場での活性化対策の進捗状況を人事部および産業保健部門に提出しました。その後，中間報告を通じて良好活動事例を把握し，次年度の対策立案の際に，良好事例することで活性化対策の水平展開が予定されました。

4．本節のおわりに：ワークエンゲイジメントに注目

　本節では，ワーク・エンゲイジメントの概念を紹介した上で，ワーク・エンゲイジメントに注目した個人と組織の活性化について言及しました。これからの職場のメンタルヘルスでは，産業保健と経営とが協調しながら労働者の活力を高め，一人ひとりの健康度・生産性と組織全体の生産性の向上につなげる多面的な視点が重要となります。そのためにも，個人や組織にとって「健康とは何か」を改めて問い直す必要があるでしょう。

3節　女性の健康に寄与する健康心理学

　2015年のデータでは，日本の平均寿命は，男性80.75歳，女性86.99歳で日本女性は世界第2位でした（厚生労働省，2017年3月1日公表）。欧米の先進国はじめ一般的に女性のほうが男性よりも長生きです。このような性差はなぜ存在するのでしょうか。また，女性特有の現象として月経サイクルがあり，女性には妊娠・出産に伴う健

EAP と健康心理学

読者の皆さんは, "EAP" という言葉をご存知でしょうか。EAP とは, Employee Assistance Program の略であり, 職場で生じる心理的・精神的な問題に対して, より早期に, より効果的に対応することを目的として展開されているものです。著者は, EAP で仕事をしており, おもにメンタルヘルス不調の方を対象としたカウンセリングや, 人事労務担当の方とのコンサルテーション, 復職支援プログラムなどを行っています。その中で, 健康心理学の知見を活用する場面がとても多いと感じています。特に, 2015 年度から法制化された職場のストレスチェックや, 職場のメンタルヘルスセミナー (講習会) などでは, ストレスをためない方法について, さらに心身の健康を増進するための方法といった, いわゆる一次予防的観点が重要となっているからです。

ただ, そうはいっても, 働いている人たちは, 生活の大部分の時間を「仕事」に費やしています。その中で, ストレス解消や運動のための時間を「さらに」つくることは, 思った以上に難しく, また負担となってしまうものです。そこで, スモールチェンジによる方法をカウンセリングの中で提案し, 実践していただくことが多くあります。スモールチェンジとは, 「毎週 2 時間ジムに通う」「何か打ち込める趣味を見つけて, 毎日没頭する時間をつくる」といった大きな目標をいきなり設定するのではなく, 「通勤経路の 1 駅分だけ歩く」とか, 「駅のエスカレーターを階段に代える」など, 小さなものから変化をつける方法です。

何か健康のために取り組みたいけれども, なかなか時間がとれなくて, という方々にお伝えすると, 多くの方が実際にやってみてくださいます。そして, 皆さんはその効果を実感されています。

一番大切だと考えていることは, スモールチェンジで行う内容を検討する際に, 相手の方の現実的な状況 (仕事の忙しさはどうか, 通勤時間がどのくらいか, など) をしっかりと聴いた上で, ご本人が納得され, かつ「できそうだ」と感じられる内容かどうかも丁寧に聞いて設定することです。

最後に, ご本人がそのステップを着実に進まれ, ふと振り返った時に感じられる効果を共有できること, これがこの仕事の何よりのやりがいだと思っています。

企業内健康増進活動

　著者は，企業の中で働く健康心理士です。仕事の内容は，従業員個人，部署等のグループ，事業所全体にと，さまざまな対象者に対して，健康増進のための研修や個人対応，またシステムづくりを行っています。ここでは，企業内における健康心理士の仕事について，事業者と従業員に対する取り組みを紹介します。

　事業者に対しては，「健康な職場」をつくってもらうための教育や研修，システムづくりの提案などを行います。研修では，メンタルヘルス不調の予防や働きやすい職場づくりなどが目的となります。ある事業所では，「部下のやる気がない」「部下がちょっとしたことで落ち込んで休んでしまう」という管理職者の悩みがある一方で，「管理職者自身も忙しく，部下への対応に困っている」という不安もありました。部下とのコミュニケーションや，管理職者自身のストレスと健康について研修を行うと，「自分一人が悩んでいるのではないとわかった」「もっと部下と話してみよう」という感想が聞かれました。この研修から，事業所全体の連携の仕組みや部内の打ち合わせ方法を見直していくことになり，個人と職場全体を考えて支援する大切さを実感しています。

　従業員に対しては，ストレスや健康についての周知・教育などの予防的活動や，心の病により休職した従業員への支援などを行います。近年，うつ病などの心の病により休職する従業員は増加しています。職場復帰をしても再発・再休職をすることが多いので，「再休職予防」と「職場に再適応する」ための職場復帰支援を行うことが重要です。職場復帰支援を行った方には，「無理な仕事を断れず，引き受けて抱え込んでしまう」「上司や先輩と話すと身体が震えてしまう」などの悩みがありました。面談やプログラムを通して，一緒に問題の対処方法を考え，頼み方や断り方の練習もしました。その方が職場復帰する時に，「自分からもっと（上司や先輩に）言ってもよいのだと思った」と意見を述べていたことはとても印象的でした。

　健康心理士は，予防的な活動，不調者への対応，再発予防への取り組みと幅広く活動の場があります。また近年では，仕事のやりがいや充実感を高め，職場を活性化させるといったポジティブな側面への介入も注目されています。企業の健康心理士として，健康でいきいきと働ける職場づくり，人づくりに欠かせない存在になりたいと思います。

教師のストレスと健康心理学

　学校教育は教師と児童・生徒がともに人格的なふれあいを通じて成長する場です。しかし，現在では，児童・生徒のストレスだけでなく，教師自身のストレスが大きな問題となっています。文部科学省の調査結果では，精神疾患による教師の休職者は年々増加し，平成 27 年度では全教育職員数の 0.54％にあたる 5,009 名が精神疾患によって病気休職しています（文部科学省，2015）。

　これだけ教師がストレスを抱えて休職する背景には，教室での教授活動以外の業務が増加していること，学校内での人間関係や連携が難しいこと，俗にいうモンスターペアレントなど保護者への対応が複雑になってきたこと，特別な支援が必要な子どもが増加していることなど多様な問題があります。

　学校では，もちろん教師だけでなく，児童・生徒へのストレスマネジメントが必要です。しかし，教師が児童・生徒に行わなければいけない心理学的支援は，例えば進路指導，食習慣・運動習慣など生活習慣の確立のための健康教育，個々の児童生徒の興味を引き出すコーチング，人と関わるコミュニケーションスキルの強化など多岐にわたっています。

　著者は，大学院において健康心理学を学びました。健康心理学の知見は，教育の現場に大いに生かすことができると思います。高 3 の担任になったことをきっかけに，生徒も教師もともにストレスマネジメントを行える材料を探していました。特に，大学受験目前の 3 年次は，生徒だけでなく担任教師にとってもストレスの高まる時期です。そこでポジティブな名言日めくりカレンダーをヒントに，学級日めくりカレンダーをつくることにしました。やり方は簡単です。1 学期に，生徒は自分に贈る言葉を紙に書き，日直の朝にみんなの前で発表します。2 学期では，日めくりの内容をクラスのみんなに贈る言葉としました。発表者は，照れながらも，笑顔でその言葉の背景を話し，聞いている生徒も皆笑顔になっていきました。朝一番を笑顔で始められます。生徒の笑顔を見ること，成長していく姿を見ることは教師としての生きがい，充実感につながり，さまざまなストレスを低減する力になります。健康心理学の知見を活用しながら，大きなことでなくても，まずはできること，そして工夫次第で教師と児童・生徒がともに癒されるという方法がきっとあるはずです。皆さんも試してみてはいかがでしょうか。

康問題もあります。この節では，女性に焦点を当てた健康問題について考えます。

1. 死亡率，罹患率からみた性差

(1) がん（悪性新生物）

　女性のがん死亡率をみると，乳がんの死亡率は女性全体では4位と高く，罹患率は第1位で（1位 乳房，2位 大腸，3位 胃，4位 肺，5位 子宮），近年，罹患率，死亡率ともに増加傾向にあります。乳がんの発症リスクとして家族歴は大きく，それ以外には月経に関する要因（初潮年齢が早いことや出産未経験または高齢での初産，閉経が遅いこと）や喫煙，肥満などが挙げられます。

　乳がんは初期の段階ではあまり痛みがなく，発見が遅れるケースも多いため，日常的に乳がんの自己チェックをしたり，マンモグラフィーによる乳がん検診など早期発見を含む予防対策の必要性が指摘されています。乳がんの治療では，乳房の切除を伴うことがあり，女性としてのアイデンティティの喪失感から術後にうつ状態になる場合も多くみられます。乳房再建手術によって術後の経過や回復に効果があることが示されており，心理的なサポートはとても重要です。患者本人はもちろん，患者を取り巻く家族や周囲の心理的苦痛を緩和する医療はサイコオンコロジーとよばれ，効果を上げています。

(2) 心疾患

　心疾患は中年以降の男性の病気と認識されがちですが，実は年齢に伴う性差が存在します。2015年の日本の心疾患における男女別，年齢別の死亡者数を見ると（図4-4），心疾患の死亡者数は40代から増え始め，70代までは男性のほうが女性よりも約2倍多いことがわかります。ところが，80代以降は女性の死亡者数が急増し，85歳以上では女性の死亡者数が男性を上回るのです。このような性差の理由は月経サイクルにあります。女性は，月経サイクルがあることでHDLコレステロールのレベルが維持され，これが心疾患の発症リスクを男性よりも約10年抑えることにつながっているのです。この機能は閉経後には失われるため，閉経後にLDLコレステロールが上昇し，その結果として心疾患に罹患する可能性が高まり，80代以降の死亡率

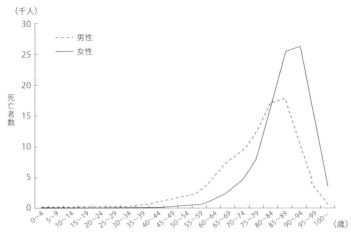

（千人）

▲図 4-4　心疾患における死亡者数 (2015 年)（厚生労働省，2016b より作成）

の急増という現象が生じます。

　心疾患のリスクとして，肥満や喫煙，運動不足といった不健康な生活習慣や，虚血性心疾患の患者を対象にした研究から見出された（従来は A 行動パターンとよばれ，現在では怒り・敵意・攻撃性と各概念が区分されている）怒りや攻撃性に関する特性などがあります。イライラや敵意などの個人の攻撃性に関する要因についても，本書でも紹介されているようにストレスマネジメントに代表される健康心理学的介入プログラムが効果を上げており，学校や職場，医療現場などで活用されています。

(3) うつ

　女性のほうが男性よりもうつ状態になりやすいといわれますが，このことは統計データからも示されています。米国精神医学会の診断分類である DSM-5 (Diagnostic and Statistical Manual of Mental Disorders. 5th ed.) によると，うつ病（大うつ病）の生涯有病率は，男性は 5～12％，女性は 10～25％と女性は男性の約 2 倍です。図 4-5 には，大うつ病，躁うつ病，気分変調症等を含む，日本の気分（感情）障害における男女別，年齢別の患者数を示しています。気分障害の総患者数は，過去最多の 111 万 6 千人であり，前回の調査 (2011 年) と比較すると約 16％の増加となっています。図 4-6 を見

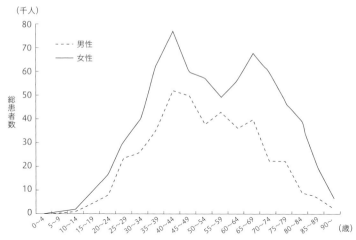

（千人）

男性
女性

総患者数

（歳）

▲図 4-5 　気分障害（躁うつ病を含む）における患者数（2014 年）（厚生労働省，2015a より作成）

ると，どの年代においても患者数は男性よりも女性のほうが多く，年代では 40〜60 代の中年期から老年期の割合が高いことがわかります。また，うつに関連して不安障害についても女性のほうが男性よりも有病率が高く，うつに罹患している女性は，食行動異常をはじめ，他のさまざまな精神疾患を併発していることも多く見られます。女性にうつが多い理由として，後述する月経サイクルや心理社会的要因の影響が大きいと考えられています。

　うつに関連して自殺という問題が挙げられますが，自殺による死亡者は，うつとは反対に男性のほうが多いです（図 4-6）。この理由として，女性は，医療機関の受診率や自殺をほのめかす割合が高く，一方，男性は周囲や医療機関に訴えるよりも直接的な自殺行動を行いやすいといわれています。うつに関連して，社会を支える勤労世代に対するメンタルヘルス対策とその予防（第 2 章参照）は重要な健康対策です。うつの治療は，薬物治療に加えて認知療法，行動療法，認知行動療法，対人関係療法など，さまざまな手法がありますが，患者が感じる気持ち（感情）や思考，態度，信念といった個人の認知的要因の変容を促し，行動としての変化を導くアプローチは，まさに健康心理学の強みだといえます。

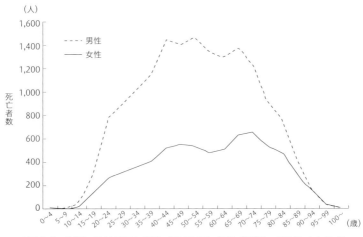

（人）

▲図 4-6　自殺における死亡者数（2015 年）（厚生労働省，2016b より作成）

2．女性特有の健康問題

（1）月経

　月経サイクルは，卵胞期，排卵期，黄体期，月経の４つの段階に分けられますが，ホルモンバランスやその変動，月経に伴う痛みや不調には個人差があります。月経サイクルは，生理的変化だけではなく，心理的変化を引き起こしますが，中でも月経前に生じる不快な身体的症状（胸の膨らみやむくみ，めまい，頭痛，身体のほてり，吐き気，便秘，肌の不調など）や心理的症状（イライラや抑うつ，不安，絶望感，気分の不安定さ，集中力の欠如など）を訴える女性は約8割になるともいわれています。WHO は，このような月経前3〜10日の間続く心身の症状で月経開始とともに症状が減退あるいは消失するものを月経前症候群（PMS: premenstrual syndrome）と定義しています。同様に，米国精神医学会の診断分類である DSM-5 では，PMS の中でも特に精神症状が重篤なものを月経前不快気分障害（PMDD: premenstrual dysphoric disorder）と定義しています。

　月経サイクルは，先に述べたうつとも関連が強く，周期性という生物学的要因からだけではなく，社会の期待やジェンダーなどの心理社会的な要因も含めて理解し，援助することが必要です。また近年，PMS 以外にも月経過多（多量出血）や月経困難症（月経痛），無月経

といった健康問題を訴える若年女性が増えており，これらは妊娠や出産にも関連する場合があります。月経に関連する女性の健康対策には，ホルモン療法に代表される医学的アプローチや，生活習慣の改善や精神状態の安定を目指した認知行動的アプローチなどが効果的です。

（2）閉経・更年期障害

　閉経とは，加齢に伴って卵巣の機能低下（エストロゲンとプロゲステロンの分泌が減少）が生じ，排卵の頻度が減り，最終的に月経が停止することです。この閉経への移行期にはホルモンの濃度が変動するため，ほてりやのぼせ，発汗などの血管の拡張変化や血圧の変動を中心とする自律神経失調症状や，うつ状態や不安，神経過敏，集中力の低下，頭痛，疲労や倦怠感など精神神経症状などの不定愁訴を引き起こしやすくなり，これを更年期障害とよびます。

　更年期におけるエストロゲンの濃度の低下は，皮膚機能や骨密度，脳血流量や記憶・認知機能に影響を与えるため，閉経後の女性は骨粗しょう症や心筋梗塞，脳梗塞などの動脈硬化性疾患や，アルツハイマー病の発症リスクが高まります。閉経に伴う心身の不調に対しては，月経前症候群と同様，ホルモン療法や認知や行動に焦点を当てた健康心理学的アプローチが有効です。

（3）妊娠・出産に関する健康問題

　妊娠・出産は女性特有の母性に関するイベントです。妊娠するとホルモン分泌が変化するため，個人差はありますが，つわりや嗜好の変化，頻尿，便秘，眠気などの身体的変化，気分の変動や不安定さ，イライラや落ち込みなどの心理的変化が生じます。妊娠中の喫煙や飲酒，風疹などのウィルスは胎児の諸器官不形成や奇形，流産などの原因になるとされています。適切な栄養素の摂取と体重コントロールも胎児の成長に影響を及ぼすため，妊婦にとって健康管理は重要です。また，15歳未満の若年での妊娠は，妊娠中毒症や低体重児，低栄養児などのリスクが高く，一方，35歳以上の妊娠は，高血圧や妊娠糖尿病，分娩時合併症などのリスクが高まります。近年，不妊に悩む女性が増えており，これには晩婚化や30〜40歳代での出生率の上昇が

関連していると考えられます。今後，不妊治療に対する心理学的なサポートがさらに重要になります。

　出産は女性にとって心身の健康を含む大きな人生の変化ですが，出産後の2〜3日後から悲しみや不安，気分の落ち込みや涙もろさなどの感情の変化が生じることがあり，これをマタニティブルーとよびます。出産を境にホルモンの変化が生じ，特にエストロゲンとプロゲステロンの急激な減少が原因の1つと考えられています。マタニティブルーは，通常，一過性のもので数週間で自然におさまりますが，産後数か月にわたって重度の気分の変化がある場合は，産後うつ病である可能性があるため，治療等の対応が必要になります。精神疾患の既往歴がある場合や望まない妊娠，育児におけるソーシャルサポートの少なさなどの心理社会的要因は，うつ病を悪化させるリスクを高めるため，自治体で実施される乳幼児健診などで赤ちゃんはもちろん，母親の様子をチェックすることは予防対策としても重要です。

3. 女性を取り巻く健康問題

(1) 喫煙・飲酒

　日本の喫煙率は全体的に減少傾向にあり，女性は男性に比べると喫煙率は低いです。しかし，法律では禁止されている10代を含む若年層での喫煙率の高さが問題視されています。喫煙している女性は，していない女性に比べて，不妊や流産，早産，死産の割合が高く，低体重児が生まれるリスクも高まります。また，喫煙は閉経を早め，骨粗しょう症のリスクも高めます。妊娠中を含む受動喫煙への対策も女性の健康対策として健康日本21でも重視されています。

　女性の飲酒に関するリスクとして，アルコール依存や妊娠中の飲酒が挙げられます。飲酒による依存患者数は男性のほうが多く，女性は横ばい傾向ですが，平成22年乳幼児身体発育調査では妊娠中の飲酒率が8.7％も存在しており（厚生労働省，2011），問題視されています。妊娠中のアルコール摂取は，胎児性アルコール症候群（FAS: fetal alcohol syndrome）という胎児の神経系の脳障害や形態奇形を引き起こし，出産時の異常や出産後の子どもの発達においてもさまざまな神経・精神症状が出現するといわれています。

　喫煙や飲酒は習慣化する行動であるため，治療を含む健康対策はも

ちろん，未成年を対象にした一次予防教育などの将来の健康を高める対策も重要です。

（2）食行動

　若年女性に多くみられる食行動の問題として，やせ志向があり，過度なダイエット行動や摂取物を嘔吐や下剤によって強制的に排出するなどの食行動異常があります。DSM-5 では，「食行動障害および摂食障害群」と分類され，その中に神経性無食欲症（拒食症）と神経性大食症（過食症）があります。これらの特徴として，太ることに対する恐怖や過度な痩身願望があります。この背景には，自分自身の体型に対する不満や不適切な認知であるボディ・イメージの歪みが影響しており，自己評価の低さや過度な他者評価懸念，愛着，対人関係などの問題や，メディアやジェンダーといった心理社会文化的な要因の関連も大きいとされています。これらの治療には，認知・行動に焦点を当てたアプローチが効果的とされています。また，食育や健康教育などの一次予防対策も健康的な食行動・食習慣の形成に効果があると考えられます。

（3）育児・心理社会的要因

　産後，多くの女性は授乳を含めて育児という新たな役割の多くを担うため，育児ストレスや育児不安など，育児が母親の心身の不健康状態に影響することが指摘されてきました。一方，育児がもつポジティブな側面が注目されるようになり，例えば，育児は日常生活での他の活動に比べてポジティブ感情や人生の意義を強める要因であることや，育児という経験を通して母親の主観的幸福感が高まることが示されています。

　育児に限らず，社会の中で女性が生きていく際，就労形態やジェンダー，ソーシャルサポートなど，女性の健康を取り巻くさまざまな心理社会的要因が存在します。女性，男性という意味だけではなく，一人の人間として心身の健康を含むウェルビーイングの向上につながるために，健康心理学の知見を実践や社会貢献に応用することが重要だと考えます。

女性の再就職支援

　著者は，現在，横浜市男女共同参画推進協会とともに，「再就職を目指す女性への就労支援プログラム」の企画・開発に関わっています。日本では，長い間，女性に対して，結婚・出産後は家族のために家事，子育てを担う「専業主婦」になることが普通と考えられてきました。現在でもいまだに「家事，子育ては女性の仕事」という考えが人々の間で 44.9％と根強くあります（国立社会保障・人口問題研究所，2014）。近年，仕事をもちたいと考える女性は増え続けている一方で，家族のためにしっかりと家事をこなしたいという女性も若い世代で増えています（内閣府，2013）。

　女性の就業希望の源泉は，自分の人生を自分で切り開きながら自立した生活を送ることです。共働き家庭で家事や育児を担う女性は，仕事と家庭との両立にたくさんの負担と葛藤を抱えています。近年の経済の低迷により，共働きの家庭も増え，むしろ男性のほうに共働き志向が増えました。しかし，家事の分担が一向に進んでいないことは女性の再就職を妨げる要因の１つとなっています。そのため，結婚や出産，子育て，介護といったライフイベントによって離職した女性が再び仕事に就くためには，仕事ができる時間，スキル，資格を確保するだけでなく，揺れ動く女性の気持ちや家庭への想いにも寄り添っていくことが大切です。

　今回，横浜市男女共同参画推進協会と一緒に企画・開発した「再就職を目指す女性への就労支援プログラム」は，家事経験を活かした保育，介護，看護の仕事への就労を目指すプログラムです。参加者は資格取得や具体的な就労スキルを獲得しながら，家庭生活との調整を試みて再就職を目指します。ここで大切にしている関わりは，女性が再度就職できるという自信（セルフエフィカシー）を高める取り組みです。このプログラムの中で健康心理士は，プログラムのシステムづくりとプログラム内で参加者のケアを担っています。システムづくりでは，健康教育をベースとしたプログラムを検討し，再就職についてのセルフエフィカシーを強化するように，健康心理学の知見を活かしたサポートを行っています。

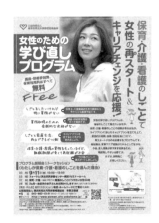

摂食障害

　摂食障害は，一般に，神経性無食欲症（拒食症）と神経性大食症（過食症）に大別されます。前者は，食べることを極端に拒み，低体重を持続することを固持するなどを特徴とします。一方，後者は，詰め込むように食べ，その後，自己誘発性嘔吐（例えば指を口に入れ吐き出すなど）を呈するなどの特徴があります。これらは特に思春期・青年期の女性を中心に増加するとされる精神疾患で，近年，医療機関をはじめとした臨床現場における治療だけでなく，学校精神保健の場において予防的支援が急務となっています（中井，2012）。こうした中で，健康心理学をバックグラウンドとした介入は，摂食障害の治療ならびに予防には重要な位置づけといえます。

　著者は，これまで，健康心理学を専門とし，医療機関におけるカウンセリングならびに青年期女性を対象とした予防的支援（心理教育の実践）に携わってきました。摂食障害の治療や予防を実践する前提として，「摂食障害がなぜ発現し，維持されるのか」を念頭におきながら介入することは必要不可欠です。これまで摂食障害の発症・維持に関わってさまざまな要因が指摘されてきました。こうした中で，body image の問題が摂食障害の発症・維持要因となっていることは共通の認識となっています。

　body image の問題とは，実際には痩身体（あるいは普通体型）であるにもかかわらず「自分は太っている」「他者から自分は太っていると思われている」などといった認識をもち，「もっとやせなくてはいけない」「もっとやせたい」という，本来もつべき必要のないやせ願望をもってしまう状況を指します。また，こうした body image の問題から生じるやせ願望が危険なダイエット行動を生み，その結果として摂食障害の臨床症状に近い危険な食行動が生まれることが明らかとされています（山蔦，2012）。こうしたことからも，摂食障害の治療を担う際，健康的な食行動を持続できるように支援することと合わせて，支援対象者が「必ずしも必要としない痩身を追い求める意味（body image の問題の本質的理解）」を扱ったカウンセリングを行うことが必要不可欠です。また，予防に際しては，摂食障害という障害の存在を紹介することや，不健康なダイエット行動の危険性を周知すること，やせ願望に囚われることなく生活するための心理教育法を適用するなどといった取り組みが奏功します。

保育士・幼稚園教諭のストレスマネジメント

　保育者（保育士・幼稚園教諭の総称）は，職場の大多数を女性が占めるという特有の人間関係のストレスに加え，子どもに関わっても多くのストレスを抱えています。保育者のストレスについて，例えば赤田（2010）によれば，子ども対応・理解，職場人間関係，保護者対応，時間の欠如，給料待遇，保育者がもつ保育観と職場の保育方針とのズレが挙げられています。特に，毎日のように起こる子ども間のトラブル対応，それに伴う保護者対応は，保育者特有の大きなストレスです。ストレス解消のためにストレスの原因になるストレッサーを除去することが必要ですが，保育者のストレッサーを除去することは，すぐにできるものではありません。そこで，保育者が抱えているストレスを個人で，また職場で解消する工夫が必要です。ここでは，保育者へのインタビューをもとに，少しの工夫で，しかも簡単に行えるスモールチェンジ・ストレスマネジメントの方法を紹介します。

　まず，新任の保育者とベテラン保育者に分け，集団で行う面接として，フォーカスグループインタビューを実施しました。インタビュー内容は，①ストレス軽減に職場で必要なこと，②個人的なストレス解消方法，の2つです。その結果，図のような内容が得られました。

　これらの結果をもとに保育者用スモールチェンジ・ストレスマネジメントシートを作成しました。以上のように，健康心理学が掲げるストレスマネジメントの技法を基に，職場の状況や職業特有の課題をその対象者から聞き出しながら，それらに適合した方法を見出していくことで効果的な方法が生まれると思います。

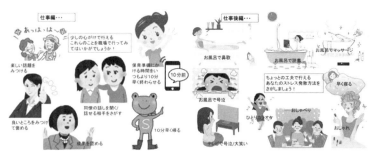

「スモールチェンジ・ストレスマネジメントシート」保育者用

乳がん患者へのポジティブ介入の試み

現在，日本人が生涯でがんに罹患する確率は男女ともおよそ 2 人に 1 人といわれています。しかし，がん患者に対する心理的支援の重要性が指摘されるものの，その対応は十分とはいえない状況にあります。著者らは，地方の一般病院でも可能な心理的支援として，ポジティブ心理学的介入を試みています。手術後の入院期間中に参加可能な患者数名を対象として，病気体験の自由な話し合いとともに，ポジティブ感情を高める心理教育，そしてリュボミルスキー（Lyubomirsky, 2007）の介入内容に準じた「親切行動」と「良いことさがし」による介入を実施しました。蓄積したデータを分析すると，介入参加者は 1 年後も不安や怒りが低いのに対し，不参加者は SOC（sense of coherence：困難を乗り越える力となる個人の資源）が低下するなど，1 回のポジティブ介入がその後の心理的健康につながる可能性が確認されました（堀毛ら，2014；2015）。

がん患者の QOL 向上にはグループ療法が有効とされ，ファウジーら（Fawzy & Fawzy, 1998; Fawzy, 1999）による心理教育的で問題解決を目指す構造化されたグループや，スピーゲルら（Spiegel & Classen, 2000）による患者同士の自由な話し合いを中心とした非構造的なグループ療法などが提唱されています。しかし，数週間に及ぶ継続的な参加や特別な設定は，患者とスタッフの双方にとって，一般病院では実現が難しいところもあります。著者らの方法は，看護スタッフが退院時オリエンテーションも兼ねた形で実施することができ，多忙な現場での実用性があると考えられます。

このような実践は，セリグマン（Seligman）が心理学の新たな領域として提唱したポジティブ心理学の知見を背景としています。人間のもつポジティブな特性と健康との関連については，例えば楽観性について乳がん患者を対象に平均して手術後 7 年以上に及ぶ長期的な追跡調査を行った結果，最初の時点で楽観性が高い者は，その後も抑うつ傾向が少なく，QOLも高いことが確認されています（Carver et al., 2005）。また，ポジティブな特性を高める介入の効果をみる研究では，例えば「3 つの良いこと探し」を 1 週間毎日行う課題だけで，その後も持続的に幸福感が増加し，抑うつ感は減少することが見出されています（Seligman et al., 2005）。健康心理学の現場にポジティブ心理学の知見を生かす試みは，これから期待されるところです。

4．本節のおわりに

　女性の健康には，男性とは異なったさまざまな特徴があります。そして社会的な要因も含めて，女性が担っている役割や心身の健康問題も存在します。社会の体制を含めて女性特有の健康問題を考え，サポートできる仕組みを提案することは，健康心理学の社会的役割の1つだといえます。女性の健康について理解が深まることによって，女性の健康増進だけではなく，男性を含む社会全体にとって効果的な健康対策の実現が期待されています。

4節　高齢者の健康に寄与する健康心理学

1．高齢社会の実態：女性に特化した介入の必要性

(1) 2つの寿命

　人の寿命には2つのデータが存在します。1つは「平均寿命」で，これは人が生まれてから亡くなるまでの期間を指します。もう1つが「健康寿命」です。健康寿命とは，病気などで日常の生活の制限がされずに，健康で自立した生活ができている期間のことです。日本人は他国と比較して，どのラインに位置しているのでしょうか。

　平均寿命は，厚生労働省が2017年に公表したデータによれば，男性80.75歳（世界第3位），女性86.99歳（世界第2位）で，男女ともに世界のトップクラスです。また，日本の総人口占める高齢者人口の割合も26%台になり，4人に1人が高齢者となり，まさに超高齢社会に入っています。そして2030年には高齢化率が約33%となり，日本の総人口のおよそ3人に1人が高齢者となると推計されています。

　他方「健康寿命」も，2007年には男性約72年，女性約78年でしたが，2013年のWHOの統計では，男性71.11年，女性75.56年となり，男女ともに世界第1位です。健康寿命と平均寿命の差が虚弱・要介護状態になった期間で，男性で約9.3年，女性で約11.3年の開きがあります。この期間を短くすることが，国の健康づくり政策上の大きな課題になっています。

　このように，健康な高齢者が増加する一方で，虚弱高齢者も急増し

ており，そのことが総国民医療費の高騰の大きな原因となっています。国民全体としての健康問題のみならず，近年では個人の人生の質（QOL: quality of life）の改善や終末期の過ごし方が人生課題として，クローズアップされるようになってきました。

（2）高齢者の健康の概念

　WHO（1996）は，高齢者の健康について「病気が有るか無いかではなく，生活機能が自立していること」と定義しています。この意味は，たとえ病気や障害を有していても，通院や服薬を続けながらも自力で生活を維持することができていれば，そのような状態も健康の範中に組み入れようという意味です。生活の自立度から高齢者の健康度を示すと，図4-7のようになります。すなわち，健康度において恵まれた高齢者が20％，平均的健康度のレベルにある一般の高齢者が60％，なんらかの援護を必要とする高齢者が20％（うち障害のある高齢者が5％）と試算されています。

　このような健康度分布を，どのような健康度指標で測るかの定説はありませんが，現在では，日常生活動作能力（ADL: activities of daily living）の自立（independence）の程度，ならびに自律（autonomy）の程度から高齢者の健康度を決めることが一般的です。

　高齢者の自立度は，身体的ADL（Physical-ADL: P-ADL）と手段的ADL（Instrumental-ADL: I-ADL）よって測定されます（柴田ら，1984）。身体的ADLとは，食事，入浴，排泄，歩行，衣服の着脱，階段昇降，布団の上げ下げなどを自分の力でどの程度できるかを測るものです。手段的ADLとは，買い物，料理，乗り物の利用，家計管

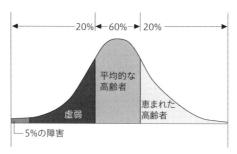

▲図4-7　高齢者の生活機能（老化度）の分布モデル
（柴田，2013）

理，電話の使用，服薬管理，洗濯・掃除などの家事などを自分の力でどの程度できるかを測るものです。2000 年度からスタートした公的介護保険制度では，高齢者の要介護度を決める項目の中で，ADL（身の周り）が，最も重要な要素を占めています。したがって，自立した生活を維持するためには，ADL の自立が不可欠で，そのための介護予防対策として，食生活，運動，社会参加の促進などの生活習慣を改善することが必要です。

2. ライフスタイルと健康

(1) ライフスタイル

　ライフスタイル（lifestyle）という用語は，一般に，ある文化・社会・集団の成員に共通にみられる生活の営み方・暮らし方・生活様式であり，個人の生き方を具体的に規定する認識と行動の枠組みとして定義されます。実際には，衣食住，家庭，対人関係，仕事，余暇，流行受容などの，日常生活のさまざまな側面における人々の価値観・態度や行動から抽出される包括的な社会心理学的概念です（飽戸，1994）。しかし今日では，ライフスタイルという用語は，個人の保健・生活習慣を指して使われることが多くなってきました（森本，1991）。生活習慣病の多くは，ライフスタイルと深く関わっていることがよく知られています。

(2) 健康日本 21（第二次）

　健康日本 21（第二次）と呼称される「第四次国民健康づくり運動」があります。2013 年度以後の約 10 年間の期間に，運動・栄養・休養に関する生活習慣の改善とそれらを実施するために必要な健康環境の整備に関する国の対策のことです。その二大目標は，1）健康寿命の延伸，2）健康格差の縮小です。健康づくりの対策は 9 分野に分かれています。この各分野で，子どもから高齢者に至る各世代ごとに健康づくりの数値目標が定められ，個人・地域・民間企業・地方行政の協働のもとに，その数値目標を達成することを目指した健康づくり運動です。

　高齢期に限定して解説するならば，高齢者が遭遇しやすいのは，老化に伴う心身の虚弱化と要介護状態になりやすいということです。要

介護状態になるおもな理由は，生活習慣病が約3割（脳血管疾患，心疾患，糖尿病，呼吸器疾患，がんなど），認知症が約15％，高齢による衰弱が約14％，関節疾患が約11％，骨折・転倒が約10％，その他が約16％となっています。健康日本21（第二次）において要介護になりやすい契機を少なくするための目標として以下の項目が挙げられています。すなわち，1）介護保険サービス利用者の増加の抑制，2）認知機能の低下したハイリスク者の把握率の向上，3）ロコモティブシンドローム（運動器症候群）を自覚している国民の割合の増加，4）低栄養傾向（BMIが20.0以下）の高齢者の割合の抑制，5）足腰に痛みのある高齢者の割合の減少，6）高齢者の社会参加度（就業またはなんらかの地域活動の実践）の割合の増加，などです。

（3）社会環境の整備

　人の健康は，個人の努力だけでは実現しません。健康を支え，守るための社会環境の整備が不可欠という考え方が，健康日本21の本来の考え方です。個人・集団の健康には，水，空気，土壌，気候などの地理的・自然環境や地域社会の在り方（人間関係）が影響しています。人々の健康を守るための環境整備として，地域の人たちとのつながり（social capital）を深めることが大切です。具体的な地域活動として，1）健康づくり活動，2）近隣の人たちへの手助けや支援，3）高齢者や子どものための活動，4）町づくりや防災のための活動，5）自然や環境を守るための活動，などが挙げられます。これらの活動を定着させるためには，地域のつながりの強化，健康づくり活動に主体的に関わっていく住民の増加，健康づくり情報を発信する企業や民間団体の増加，健康格差対策に取り組む自治体の増加などが必要となります。

　健康づくりの3つの資源として，運動，栄養，休養が挙げられます。健康づくり対策としては，1970年代以降，今日まで第一次国民健康づくり対策に始まり，健康日本21（第二次）までの間に，食生活指針，運動指針，休養指針，睡眠指針等が幾度となく改定されて公表されています。2004年には，厚生労働省が「一に運動，二に食事，しっかり禁煙，最後にクスリ」という標語を出しました。これは，日々の生活において行われる運動の効果が人の生涯に渡る健康維

持・向上に大きな効果を発揮することを強調したものです。特に，子どもから高齢者までのどの世代においても，運動習慣をもつことが生活習慣病の発症予防や認知症発症予防にも役立つことが明らかになってきました。

(4) 高齢期の生きがい活動

　「生きがい」という日本語の意味に一致する英語の表現はないといわれています。あえて言えば，"meaning of life"，"worthwhile for living" でしょうか。生きがいの意味の構成要素は，「生きることに価値や意味をもたらす源泉や対象」（「ものとしての生きがい」ともいいます）と「生きがいの源泉・対象が存在することにより，自らの生に価値や意味が感じられる感情」（「生きがい感」ともいいます）の2つの側面からとらえられます（藤田ら，1985；1989）。ものとしての生きがいの対象は，仕事・趣味・ボランティア活動などの「社会参加型生きがい」と，家族・友人・隣人との良好な対人関係・子や孫の社会的活躍・良好な健康状態・一日の無事・信心活動などの「人間関係型生きがい」に分けることができます。この2つの型の生きがい対象を年齢との関連でみると，若い高齢者ほど，社会参加型生きがい対象を挙げる人が多く，高齢になるほど少なくなる傾向があります。他方，人間関係型生きがい対象は，前期高齢者も後期高齢者もともに共通して維持される傾向があります。

　現代は，核家族化が進行して，全世帯に占める高齢者がいる世帯は，43％であり，その中で子ども家族と同居する高齢者世帯は34％であり，高齢者の単身世帯（23％），老夫婦のみの世帯（30％）が多くなってきています（厚生労働省，2012）。そのような状況の中で，高齢者の「生きがい感」を高めることに役立つ個別の専門的な支援活動や対策が必要とされています。特に健康心理学的なアプローチとして，高齢者向けの生きがい感を測るスケール（K−Ⅰ式）（近藤・鎌田，2004）が開発されています。また臨床的技法としては，回想法や認知行動療法やパーソンセンタード・アプローチによる個別の相談技法などがあります。特に近藤らの開発した高齢者向けの生きがい感スケールでは，「自己実現と意欲」「生活充実感」「生きる意欲」「存在感」の4つの要素を個別に測定し評価できるようになっています。

3. 社会参加活動

(1) 社会参加マトリックス

　山本（2004）は，高齢者介護施設の現場でスタッフとして働いている立場から，高齢者の「社会参加」を，図4-8のようにとらえています。

　山本は，高齢者と一口にいっても，生活自立能力の個人差も大きく，心身の健康度も多様であることから，高齢者の社会参加を「活動空間」（狭い／広い），「集団」（孤立／大勢），「能動性」（…してもらう／…してあげる）の3次元でとらえる「社会参加マトリックス」が有効であると述べています。この考え方に従えば，広い活動空間をもち，大勢の人々と積極的に交流し，他者のために自分のできることを行う能動的な参加の形態から，狭い活動空間の中で，1人ないしは少数の者との交流に限定され，他者から諸々の援助を受ける受動的な参加の形態が考えられます。在宅の自立生活者は「広い×大勢×他人にしてあげる社会参加の形態」を取りやすく，施設や病院で生活している病虚弱の人は，「狭い×一人×してもらう社会参加の形態」を取りやすいと考えられます。このように生活障害のレベルと居住環境の違いによって，社会参加の質も異なるわけです。人の生きがい感の保有には，社会参加の形態に加えて，その「環境の継続性」も重要な要素となります。

(2) 高齢者が利用している社会参加団体

　地方自治体が推奨する，高齢者の社会参加の機会は，組織団体とし

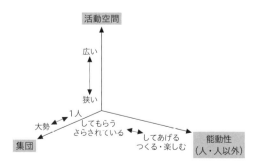

▲図4-8　社会参加マトリックス（山本，2004）

て，老人クラブ，老人大学，高齢者協同組合，エルダー・ホステル (elder hostel) などがあります。中でも，老人クラブは，1963（昭和38）年制定の老人福祉法の「社会活動促進事業」の一事業として位置づけられました。老人クラブは，60歳以上の会員が自らの力により，その生活を健全で豊かなものにするために，同一小地域に居住する高齢者が自主的に集まり，自らの教養の向上，健康の増進および社会奉仕活動等による地域社会との交流などを総合的に実施する団体です。参加の意思のある者は誰でも会員になることができます。高齢者のための公的組織の中では最大の組織率で，クラブ数は2001年には13万3千クラブ余に増加し，クラブ加入率は60歳以上人口の約3割となっていました。しかし，設立から40年余が経過した現在，加入率は漸減し続けており，時代に即応したクラブ活動への脱皮が望まれています。

　クラブの意義については，さまざまな役割を期待されていますが，近年では会員個々の健康・生きがいづくりに留まらず，地域の社会活動，一人暮らしや寝たきり者の介護や家事の援助・対話に資すること，ならびに高齢者の健康・生きがいづくりに資すること等が期待されています。

(3) 世代間交流活動

　日本の世帯構成で，祖父母，親，孫の各世代がともに暮らす3世代同居世帯は，全世帯の約3分の1です。このことは，子どもや孫世代が祖父母と接する機会が減少していることを意味します。若者にとっては，祖父母の老いゆく日常を観る機会が少なくなり，高齢者との関わりを避け，偏見や差別を意味するエイジズムを助長する要因となっています。事実，千人余の日本の大学生を対象とした最近の研究（谷口ら，2013）では，「高齢者と交流したいか」の設問に対して，〈交流したい〉と回答した割合は，男子で49%，女子で56%，〈どちらでもない・交流したくない〉に回答した割合は，男子で51%，女子で44%でした。また，高齢者との交流意欲の程度と高齢者に対するイメージとは有意な関係がみられました。特に高齢者イメージの構成因子である有能性，活動自律性，幸福性，協調性，温和性の5因子にその差が明瞭に示されました。すなわち，高齢者世代と交流する意

向がある学生群の高齢者イメージは，交流意欲の少ない学生群に比べて良い（好ましい）という結果でした。世代間の相互理解を図るためには，学生の交流意欲を高める世代間交流プログラムの内容を充実させていく必要があります。

(4) 地域包括ケアシステム

　介護が必要な状態になっても，高齢者が可能な限り，住み慣れた地域で，個々人の有する能力に応じ自立した生活を続けることができるように，医療・介護・予防・住まい・生活支援が包括的に確保される体制の構築が求められています。厚生労働省では，団塊の世代が75歳以上となる2025年に向けて，地域包括ケアシステムの構築を推進しています。そのシステムの実現のためには，高齢化や地域資源の状況などに応じて，それぞれの地域の実情に応じた取り組みを進めることが重要となっています。そのシステムの中で，健康心理士の役割が期待されます。

4. 本節のおわりに：地域包括ケアシステムを根づかせる政策に期待

　2017年度の日本の高齢者人口は28％台で，まさに人口の4分の1以上が高齢者という超高齢国です。高齢者と一言でいっても，65歳から100歳以上の人まで35年以上の年齢の開きがあり，高齢になるほど健康寿命が短くなり，虚弱・要介護状態などの障害寿命の期間が長くなります。健康寿命をできるだけ長く維持するためには，若いときから健全な生活習慣に支えられたライフスタイルのあり方が重要です。健全なライフスタイルを維持するためには，特に栄養・運動・休養に関する生活習慣のあり方が重要な要素です。加えて，日々の人間関係や生きがい行動などの社会関係は，上手に歳を取る上で大切な要素です。そのような社会の構築を目指して，すべての市町村自治体の津々浦々に地域包括ケアシステムを根づかせる政策のさらなる展開が期待されます。

介護予防・認知症予防のための運動

　著者は，高齢者を対象に，介護予防・認知症予防を目的とした運動教室で指導を行っています。身体を動かすことは運動器（筋肉・骨・神経など）の機能低下を予防するだけでなく，認知機能の維持にも役立つことがわかっています。特に高齢者では，運動・スポーツの実施により，骨折・転倒や関節疾患による介護を予防するだけでなく，認知症予防にも有効です。

　運動指導の際には，参加者の心理面に配慮する必要性を強く感じています。高齢者の心理面の特徴として，「何のために頑張るのか」という目標や動機が不明確になりやすく，意欲や気力を失いやすいという特徴があります。また，目標や計画等を自分で立てて生活することができなくなる傾向もあります。「意欲」や「やる気」が低いレベルの中で，身体に負荷や疲労を感じる運動に取り組んでもらうことは容易なことではありません。そのため，運動教室では動機づけにつながる働きかけ，すなわち「心に働きかける教室づくり」に意識的に取り組んでいます。

　著者の運動教室では，心理面の特徴に配慮して，参加初日に今後の人生への目標設定を行います。そこでは「孫と遊ぶ」「旅行」等，個人に合った目標を立てさせることが大切です。さらに，形態・体力測定を行い，専門の指導者と健康のために今後どのような体力要素を鍛える必要があるのかについて個別にカウンセリングをしていきます。その中で，それぞれの参加者の特徴やおかれている状況なども確認します。形態・体力測定は定期的に実施し，参加者自ら変化を確認して，いつでも相談できるような準備をしています。

　プログラム中は笑いや自分を表現できる時間を確保することが重要です。運動というツールは，知らない人同士でも楽しさや辛さを共有できるだけでなく，他者との協力やふれあいの場面を多く提供し，参加者同士の距離を縮めやすくします。さまざまな人との交流やサポートの授受はそれぞれの人に社会的な役割をもたらし，生きがいへとつながるはずです。「心に働きかける教室づくり」は指導者と参加者の良好な関係の中で実現することはいうまでもありません。指導者は参加者一人ひとりの内面にある想いを汲み取り，参加者の人生の伴走者として信頼関係を築くように心がけています。

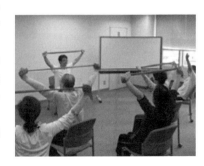

認知症者を抱える家族介護者のストレス

　認知症者の家族介護者は，どのようなたいへんさを抱えているでしょうか。Ａさん（65才）は，90才の実母を介護しています。長女で長年同居していたＡさんは，母親の介護が必要になった時，「介護するのは当然のこと」と前向きにとらえました。昔から２人の間は良好な関係でしたが，ともに頑張り屋で人に頼ることが苦手だったといいます。母親は，初め軽い物忘れ程度でしたが，徐々に記憶障害が進行し，失語も増え，意思疎通が困難になりました。母親自身もそれが辛いようでいらだつことが増え，Ａさんに暴言を吐いたり，抵抗することが増えました。それに伴いＡさんも感情的に対応してしまうようになり，笑顔が消えました。最近は，徘徊や不可解な行動が増え，一日中目が離せなくなり，Ａさんは不眠ぎみで自分の体調も心配になってきました。

　同居の娘は仕事があり，介護者として頼ることができません。近隣に住む兄弟とは折り合いが悪く協力を得られません。１人で介護を抱えている状態で，「なぜ私ばかりが……」と怒りがこみ上げてきます。

　上記の事例のように，家族介護者にとって認知症状への対応に困難が多く，介護にも忍耐と負の感情が伴い，見守りの時間も含めた介護時間，家族成員や周囲のサポート状況，主観的な健康感も介護者の介護負担感やストレスに大きく影響を与えることが明らかとなっています。介護者は，過重な負担に耐えられなくなると，抑うつ，虐待に陥ってしまうことがあることから，介護者の心理も視点にいれた支援を考える必要があります。

　著者は，このケースに介入しましたが，母親が嫌がり，週１回のデイサービスに通ってもらうのがやっとで，これ以上Ａさんの介護負担を減らせない状態でした。意識的対処法として，現在抱えている問題を整理することで，問題のとらえ方や発想，さらには行動が変わることがあり，同じ問題下にあってもその状況に再適応できます。そこで試みに，Ａさんに現在の問題とその対処法をさまざまな角度から考えてもらいました。すると「今まで少しでも良くなってもらおうと思って一生懸命介護をしていましたが，一番大切なのは楽しく笑顔で過ごすことと気づき，肩の荷がおりました。母の笑顔を見ると疲れも癒され，また頑張ろうと思えます。これからは娘にも頼れるところは頼って」と新たな気持ちで介護ができるようになりました。このように介護意識の改善策に健康心理学の知恵が求められています。

5節　疾患患者の療養に寄与する健康心理学

1. はじめに

　本節では，患者を対象とした健康心理学について述べていきたいと思います。患者を対象とした健康心理学，といった場合には，身体的な疾患の予防や治療に関するものが中心になります。ここで，「身体的な疾患の予防や治療」と述べましたが，この本を読まれている方の中には「心の病気（精神疾患）なら心理学が関係しているのはわかるけれども，身体の病気とか怪我に心理学って関係しているの？」と考える人もいるでしょう。そのため，まずは身体の病気の治療の中で患者の心理的側面が関わっている部分について述べたいと思います。その後に，いくつかの病気の例を挙げて，身体の病気に心理的な要因が関係していることについて述べます。

2. 現在の医療の特徴：急性・感染性疾患から慢性・非感染性疾患への変化

　医学の進歩により，私たちがどのような病気にかかるか（これを疾病構造といいます）は以前と比べて大きく変わりました。表4-1は厚生労働省が実施している「患者調査」で調査されている「受療率（10万人当たりの患者数）」に関する結果の一部をまとめたものです。この表からわかるように，感染症や寄生虫の患者は以前よりも減少し，がんや糖尿病，高血圧性疾患といった疾患にかかる患者が増えていることがわかります。このことから，現在の日本では発症やその予後に患者個人の生活習慣や心理社会的背景が関係するような疾患が増えているといえます。

▼表4-1　受療率の変化 (厚生労働省，1968，2016a より作成)

	入院		外来	
	昭和40年	平成26年	昭和40年	平成26年
感染症・寄生虫症	221	16	289	136
がん	22	102	16	135
糖尿病	7	16	27	175
高血圧性疾患	18	5	226	528

(人口10万人当たりの人数)

そのため，現在の医療は，以前の「医療従事者に全部任せて，自分は医師の言う通りにする」という医療から「自分の健康は自分の責任で管理し，医療従事者はそのサポート役である」という医療へと変化しています。このことから，患者（特に慢性疾患や生活習慣病の患者）は自分の行動が自分自身の健康を決定づけている，という意識をもって治療に積極的に関わっていくことが求められています。そして，「どのように治療に関わっていくか」という部分で，健康心理学が大きな役割を果たしています。これから健康心理学で用いられているいくつかのモデルや概念を挙げて，そのことを説明していきます。

3. 治療に熱心な人とそうでない人の違い

(1) 健康信念モデルを用いた分析

　皆さんは風邪をひいて医療機関を受診した時に，薬をもらうことが多いかと思います。ここで皆さんにお聞きしたいことがあるのですが，皆さんはその風邪薬を全部服用しているでしょうか。著者は医学部の教員なので，授業でときどき医学生や看護学生，薬学生などにこの質問をしますが，「全部服用している」と答える学生は少数です。大抵の学生は，何回か分の風邪薬を飲まないままでいます。

　出された薬をきちんと服用することを「服薬コンプライアンス」といいますが，生活習慣病の患者は「飲み忘れた」といった理由から，この服薬コンプライアンスが悪い人が少なくありません。その一方で，出された薬を指示通りにきちんと服薬する患者もいます。その違いはどこにあるのでしょうか。この違いを説明する考え（モデル）として，「健康信念モデル」（図 4-9）があります。

　健康信念モデルとは，人の健康行動が生じる理由・生じない理由を説明するためのモデルで，

　　①今の状況が健康に良くない，という危機感がある（図 4-9 の「個人
　　　的脅威」に該当）。
　　②健康のために必要な行動をとることで生じるメリット（図 4-9 の
　　　「主観的利益」に該当）が，その行動をすることで生じるマイナス
　　　（図 4-9 の「主観的負担感」に該当）よりも大きいと感じる。

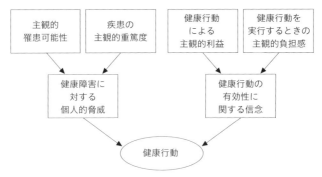

▲図 4-9　健康信念モデル（Becker, 1974 より作成）

　この2つの条件がそろったときに，健康にとって必要な行動（薬をきちんと飲む，運動をする，暴飲暴食をしない等）をとるようになると考えられています。

　糖尿病患者を対象とした研究から，糖尿病という病気に対する危機感が低い患者は治療に熱心でないこと（Harris & Linn, 1985）や，食事療法と運動療法の効果を疑わしく思っている人ほど，これらの治療への参加が悪かったこと（高梨ら，1996）が明らかになっています。このような場合，1）糖尿病を放置することで生じる問題（失明，人工透析，壊疽の可能性）や，血糖値を下げる有効な方法があることを知る，2）その方法を続けることで，患者が問題を避けることができるという認識をもつ，これらに対する支援を行うことで，治療成績が良くなることが期待できます。事実，そのような支援により，患者の治療成績が向上したという報告がなされています（Wooldridge et al., 1992 など）。

　ここで大事なことは，どちらの条件とも，本人がそのように思うかどうかが重要である，ということです。医療従事者や患者の家族がどれだけ2つの条件を満たしていても，患者本人がそうでなければ，健康行動は生じないことに注意する必要があります。

（2）計画的行動理論を用いた分析

　患者の治療に限らず，一般的に人がある行動する前にはその行動を「しよう」という意志・意欲が存在します。ではその意思・意欲（いわゆる「やる気」）はどのようにして生じるのでしょうか。このこと

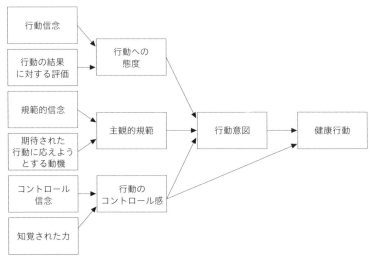

▲図 4-10　計画的行動理論（Ajzen, 1991 より作成）

に関する考え（モデル）として「計画的行動理論」（図 4-10）があります。

　計画的行動理論では，その人の健康を改善・維持するために必要な行動をとろうとする「やる気」に影響する要因として，以下の要因を挙げています。

　　・健康のためにとる行動についてどう考えているか（行動への態度）
　　・周囲からの期待に対する気持ち（主観的規範）
　　・行動の実行に対する考え（行動のコントロール感）

　計画的行動理論では，これら 3 つの要因がすべてそろったときに，やる気が生じ，実際の行動が生まれると考えられています。

　禁煙を例にして具体的に考えてみましょう。最初の「行動への態度」に関していえば，禁煙が自分の健康にとって良い結果を生む，という考えと禁煙によって得られる結果が自分にとって価値が高いものである，という考えが含まれます。この時，「禁煙しなくても自分の健康には影響がない」と思っていたり，「煙草を我慢して長生きするぐらいなら，好きな時にタバコを吸って死んだほうがいいや」という考えをもっている場合には，禁煙に向けた「行動への態度」は形成さ

れていない，となります。

　次の「主観的規範」は「周囲が禁煙を望んでいるか」と「禁煙を望む周囲の期待に応えたいか」という2つの要素が含まれます。「周りがどう思うかで行動が変わるなんて……」と思うかもしれませんが，周囲の期待によって人の行動が変わることは心理学ではよく知られていることです。ダイエットを例にすれば，周囲から「やせて見栄えが良くなったね」と言われると成功の可能性は高くなります。一方，「やつれたね」とか「（やせる）前のほうが健康的だった」と言われるとダイエットが失敗する可能性が高くなります。このように，周りが健康に望ましい行動を自分に期待しているか，そして，自分がその周りの期待に応えたいと思うかどうかは健康のための行動を生み出す「やる気」に大きな影響を与えるのです。

　最後の「行動のコントロール感」も非常に重要な要素です。禁煙に対して肯定的な態度をもち，周囲の人たちも禁煙を望んでいて，周囲の期待に応えたいと思っていても，禁煙という行動そのものを「自分には難しくてできない」と思っていたら禁煙に対するやる気は生まれません。また，禁煙を始めたとしても，失敗してしまいます。糖尿病治療でも，患者自身が食事での摂取カロリーを把握することが重要ですが，外食が多いとなかなかカロリーの把握ができず，うまく治療が進まない場合があります。

　このように，患者が健康のための行動をとりたいと思っていても，なかなか実行が難しいと考えている場合には，周囲のサポートを得る工夫や，行動をとりやすくするための周囲の状況を改善するといった工夫が重要になってきます。

（3）セルフエフィカシーからの分析

　あなたが陸上競技の選手だとして，もし「1か月後に100メートルを9秒台で走ったら賞金1億円出します！」と言われたら，皆さんはどうしますか？　1か月間，一生懸命練習するでしょうか。おそらく多くの人は練習をしないでしょう。「そんなの無理だよ」と思うのではないでしょうか。頑張ってもできそうにないことはなかなかやりにくいのが実情です。

　一方で，「1か月後の大会で自己ベストを更新したら，1億円出し

ます！」と言われた場合はどうでしょうか。やる気が出ませんか。「自己ベスト更新」ならできそうな感じがします。

　一般的に，人は「できそうだ」と思うことはやるし，「無理だ」と思うことはしません。このとき，ある課題や行動に対して「自分は成功できるか，どのぐらいうまくやることができるか」という見通しのことを「セルフエフィカシー」とよびます（Bandura, 1977）。先程の例でいうと，「9秒台で走る」ことへのセルフエフィカシーは低く，「自己ベストを更新する」ことへのセルフエフィカシーは高いのです。

　このセルフエフィカシーは，患者の受療行動（治療を受けるための行動）に大きな影響を与えます。例えば，食事療法では食事ごとにカロリー計算をする必要があります。カロリー計算をする場合，自分で食事をつくるのであれば，比較的計算がしやすいです。しかし，外食の場合はどの材料をどれだけ使っているかが不明なので，計算が難しい面があります。外食中心の食生活の人にとって，食事療法は「敷居が高い」，すなわち「セルフエフィカシーが低い」状態となりがちで，その結果，食事療法で望ましい結果を得ることが難しくなってしまいます。

　実際，どのような治療法であっても，自分の病気の治療法に対するセルフエフィカシーが高い人ほど，治療に熱心に取り組むことが知られています。逆に，治療に対するセルフエフィカシーが低いと，治療を中断してしまったりすることも知られています。

　このように，セルフエフィカシーは治療を続けることに関して大きな影響を与えているのですが，セルフエフィカシーは高めることが可能です。いくつかの研究から，「自分は治療を続けることができる」というセルフエフィカシーを教育によって高めることができることがわかっています。例えば，糖尿病の場合，「教育入院」という入院があります。そこでは糖尿病という病気そのものや，食事のカロリー計算の方法，運動の重要性などを学びます。そのような活動を通して，糖尿病治療に必要な患者の行動（セルフケア行動とよびます）に対するセルフィエフィカシーが高くなることが報告されています（住吉ら，2000）。

　このように，たとえ治療を始めた時にはセルフエフィカシーが低くても，治療を進めていく中で患者のセルフエフィカシーを高めるよう

な働きかけをすることで，セルフエフィカシーが高まり，治療に熱心に取り組むようになっていきます。

（4）原因帰属からの分析

　試験の答案を返却された際に，先生から「こんな点数をとったのは何が原因だったのかな」と聞かれたら，あなたはどのように答えますか。原因として考えられることはいろいろあると思います。テストの難易度や先生の教え方を挙げる人もいるでしょうし，自分の学習方法や学習時間，あるいは学習環境を挙げる人もいるでしょう。この「ある結果に対する原因としてどういったことを挙げるか」を心理学では「原因帰属（ローカス・オブ・コントロール：locus of control）」とよんでいます。そして，「なぜ自分は病気になった／健康でいるのか」，「治療結果が良い／悪いのは何が理由なのか」といった，自身の健康状態に対する原因帰属を「ヘルス・ローカス・オブ・コントロール（health locus of control）」とよびます（Wallston et al., 1978）。

　例えば，糖尿病の患者が，自分がなぜ糖尿病になったのか，また，治療をしているにもかかわらず，なぜ良好な結果が得られないのかを考えたとしましょう。このとき，発症や治療結果が思わしくない原因を「運が悪い」とか「医師が自分に合った適切な治療をしてくれない」というように考えることを「外的コントロール所在」といいます。一方で，「いつも食べすぎるのが良くなかった」とか「指示された通りの行動をしていないからだ」というように考えることを「内的コントロール所在」といいます。内的コントロール所在が高い人は，自分の行動によって自分自身の健康状態が決まると考え，主体的に治療に関わる傾向にあります。しかし，外的コントロール所在が高い人は，自分の行動では健康状態は変化しないと考え，治療に対して主体的に関わらず，コンプライアンスが低い傾向にあります。

　ヘルス・ローカス・オブ・コントロールに関する高血圧の患者を対象とした研究で，服薬に対するコンプライアンスが高かった患者は内的コントロール所在が高かったことが報告されています（木村，1999）。また，子どもを対象とした体型に関する研究では，肥満と判定された子どもは肥満である理由を「親が肥満」，「そういう運命だ」といった，自分自身以外の要因に求めるのに対し，正常体重と判定さ

れた子どもは「運動している」,「食べすぎないようにしている」と
いった,自分自身の行動に理由を求めていました。このように,「な
ぜ病気なのか／健康なのか」ということの理由を自分自身の行動に求
める傾向が高い人は健康的であり,病気になったときも主体的に治療
に関わることが明らかになっています。そのため,もし,患者が内的
コントロール所在よりも外的コントロール所在が高い人であった場
合,医療従事者が口を酸っぱくして,何度も説教を繰り返すだけでは
不十分です。なぜ自分の健康状態が自分の力では変えられないと思っ
ているのか,そのことについて十分に話を聞き,患者自身の行動で健
康状態を変えられることを根拠を示しながら説明するなど,内的コン
トロール所在を高める工夫が必要になってきます。

4. 本節のおわりに：心理社会生物モデルに基づいた治療

　日本整形外科学会と日本腰痛学会が監修した「腰痛治療ガイドライ
ン 2012」では,腰痛の原因として心理社会的要因が含まれることが
示されています。そして,腰痛の治療に認知行動療法が効果的である
ことも示されています。
　また,海外の研究では,児童虐待を受けた女性はぜんそくや乳がん
の発症リスクが高いことが明らかにされています。これらのことから
も,多くの身体疾患に心理的な要因が関係しています。
　現在の医療は患者の生物学的側面だけでなく,心理社会的側面にも
注意を向けるようになっています。これを「心理社会生物モデル」と
よんでいます。これからの医療はこの心理社会的生物モデルに基づい
た治療が進んでいくと思われます。その中で,健康心理学の知識を身
に着けた人が医療チームに加わることが期待されています。

6 節　障がい者・児の健康に寄与する健康心理学
1. 障がい者・児の抱える健康問題

　内閣府（2016b）の発表によれば,日本の障がい者・児の概数は,
身体障がい者・児が 393 万 7 千人,知的障がい者・児が 74 万 1 千人,
そして精神障がい者が 392 万 4 千人であり,国民のおよそ 6.7％が
なんらかの障がいを有している計算になります。障がい者・児の健康

怒りと心疾患

　健康心理学において盛んになった研究の１つに「タイプＡ行動パターン」があります。タイプＡ行動パターン（以下，「タイプＡ」とする）とは，冠動脈疾患（狭心症・心筋梗塞）との関係でたいへん注目された心理・行動傾向です。具体的な特徴としては，大声や早口で話す，時間に追われている感じをもちやすい，人と競争することを好む，イライラしたり怒ったりしやすい，嫌味や皮肉・悪口を言う，仕事熱心で精力的に努力する，攻撃性や敵意を出しやすいなどの心理・行動傾向の強さです。後に，タイプＡの中でも「怒り・敵意・攻撃性」が冠動脈疾患とより密接な関係があるということがわかってきました。また，ネガティブな感情をもちながらも感情表出を抑制してしまうタイプＤというパーソナリティも冠動脈疾患との関係で注目されています。他にも，抑うつや不安などが心疾患と関連しているようです。また，ストレスは，心疾患の発症と経過に影響を与えます。

　タイプＡやタイプＤなどの心理・行動傾向が冠動脈疾患をはじめとする心疾患の一因になっているならば，健康心理学はこれらの疾患予防や再発防止に貢献できるでしょう。心疾患の予防や再発防止には，運動療法や食事療法，禁煙教育などの心臓リハビリテーションプログラムに加えて，各種のリラクセーション技法や行動療法，認知行動療法などが用いられています。リラクセーション技法には筋弛緩法や系統的脱感作法，呼吸法，自律訓練法などがあります。いずれも心身のリラックス状態をもたらし，副交感神経系の機能を高めます。心疾患の一因として交感神経系の緊張や機能亢進，副交感神経系の機能低下が指摘されていますので，疾患の予防や再発に効果があります。運動療法は適切な指導の下で行わなくてはなりませんが，疾患の予防や再発に効果的です。

　行動療法と認知行動療法は健康心理学の分野でもよく用いられる技法です。特に，その人特有の思考パターン（認知）への気づきを促し，その改善を通して不適応的な思考や行動を修正する認知行動療法は，タイプＡやタイプＤを改善することにも役に立ちます。最近では「マインドフルネス」という技法も認知行動療法に取り入れられ，この分野で導入されています。以上のように，医療分野でも，ますます健康心理学の知見の適用が期待されます。

脳卒中のリハビリテーション

　著者は，理学療法士として，また専門健康心理士として，脳卒中者のリハビリテーションに関わっています。リハビリテーションの現場においては，健康心理学の考え方は，非常に重要です。

　脳卒中は，脳の血管が詰まったり，破れたりすることによって，脳の一部が破壊される病気です。医療の発達によって，一命を取り留められることが増えたのですが，一命を取り留めたとしても，さまざまな種類の後遺症が残ってしまいます。後遺症には，例えば，身体の片側が動かしにくくなる（運動麻痺），常に足が痺れたような感じがする（感覚障害），言いたい言葉が出てこない（失語症）などがあります。

　想像してみてください。突然の病気によって，身体や心が急にかわってしまった時，「さぁ，やるぞ！」といきなりリハビリテーションを始めることができるでしょうか。現場では，「なんで自分だけ。いっそのこと死んでしまえばよかった」と言う方もいらっしゃいます。このような時，いかにして，リハビリテーションに気持ちを向かわせていくかは，まさに健康心理学の出番です。

　順調にリハビリテーションが進み，病院から自宅へと退院する時期になったとしても，大きな問題がでてきます。それは，支援してくれる人が減ってしまうことです。入院中は，たくさんの医療スタッフが常に近くにいたのに，自宅に帰るといなくなってしまいます。このような状況の中で，退院後に，閉じこもりがちな生活になってしまう方が多くいらっしゃいます。閉じこもりがちな生活は，心身の健康に悪い影響を与えます。いかにして，自立的にリハビリテーションを継続させていくか。ここでも健康心理学の知見が必要です。特に，自宅でリハビリテーションを行わせる際には，目標設定やセルフモニタリングに加え，行動変容のための技法教授が役立ちます。

　以上のように，リハビリテーションを始め，そして続けるという「行動変容」を促す場面において，健康心理学の果たす役割はきわめて大きいと感じています。

の維持は，健康科学において重要なトピックであるにもかかわらず，健康の促進や疾病予防のための支援（例えば，疾病の早期発見や予防のための支援）が十分に提供されていないのが現状です。また，障がい者・児と障がいのない人々との間の健康格差は大きく，障がい者・児の心身の健康状態が悪いことも指摘されています（Reichard et al., 2011）。例えば，障がい者・児は，障がいのない人々と比較して，歯科疾患（NIDCR, 2002）や糖尿病（Reichard et al., 2011）の罹患率の高さ，抑うつや不安のようなメンタルヘルスの問題（Nosek et al., 2001），肥満や身体的不活動といった健康を阻害する要因（USDHHS, 2005）を抱えていることが報告されています。

　このような生活習慣上の健康に関わる問題に対して，解決のために具体的な目標を設定し，十分な情報提供を行うことで，障がい者・児が自己決定に基づいて生活習慣の改善や健康づくりを促進できるようにする支援や政策が求められています。その中で，健康心理学に関わる専門家の役割は，医療・保健の専門家や自治体，教育機関と協働しながら，疾患や障がいなどがあっても，生活の満足感や幸福感を高めることで生活の質（QOL: quality of life）を向上させ，障がい者・児が満足感や幸福感の高い生活を送る支援を行うことにあります。障がい者・児の健康に寄与する健康心理学を扱う仕事の内容は，臨床心理士や心理カウンセラーだけに留まらず，理学療法士や作業療法士などの医療関係者，保健師や栄養士，教師など多岐にわたります。以下ではまず，すべての仕事に共通して，障がい者・児の抱える健康問題を理解する土台となる健康と障がいの概念について説明します。その上で，障がい者・児の健康の促進について，身体的側面と心理・社会的側面に分けて考えていきます。

2. 健康と障がいの理解

　WHO が 2001 年に採択した国際生活機能分類（ICF: International Classification of Functioning, Disability and Health；図 4-11）では，医学的な障がいの有無にかかわらず，すべての人が抱えうる「生きることの困難」を障がいとして理解するという，根本的に新しい視座が提示されました（上田, 2005）。ICF は，心理療法，社会福祉，およびヘルスケアの専門家に有用な包括的アプローチの視点を提供す

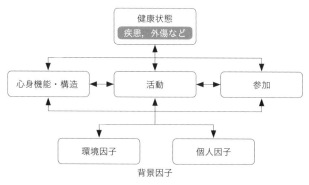

健康状態
疾患，外傷など

心身機能・構造　←→　活動　←→　参加

環境因子　　　個人因子
背景因子

▲図 4-11　国際生活機能分類 （WHO，2001）

ると考えられています（Sylvester, 2011）。

　ICF で提示されている生活機能には，「心身機能・構造」「活動」「参加」の 3 つのレベルがあります。「心身機能・構造」とは，身体の動きや精神の動き，および視覚や聴覚などを含む機能と，身体の部分を指す構造のことです。「活動」とは，食事や洗顔などの日常生活の動作や，仕事などの社会生活上必要な行為や余暇活動，および趣味などを指します。「参加」とは，人生のさまざまな状況に関与し，役割を果たすことを指します。ICF では，「生活機能」というプラスの側面に着目し，そこに生じる問題を障がいとしてとらえます。つまり「心身機能・構造」に問題が生じた状態が「機能・構造障がい」であり，「活動」に問題が生じた状態が「活動制限」，「参加」に問題が生じた状態が「参加制約」となります。例えば，「心身機能・構造」レベルに脊髄損傷という機能・構造障がいがあったとしても，車いすを利用すれば移動することができるという「活動」レベルのプラスの側面を評価できます。しかし，車いすで街中に買い物に行った際に，店の前に段差があると，その店に入ることができないといった「参加」に制約が生まれるのです。そして，参加制約により買い物ができないという活動制限につながることもあります。このような状況が生じると，障がい者・児は自己に対する自信を喪失したり，不活動に陥ったりすることがあり，彼らの自己の能力への気づきを高めたり，行動変容を促すための心理的アプローチを行うことも，健康心理学の専門家に期待されることです。

　さらに，ICF では，生活機能に影響を与えるものとして，物理的・

制度的・人的な環境因子や社会的な意識である「環境因子」と，年齢，性別，価値観，パーソナリティ，およびライフスタイルなどの「個人因子」の2つの背景因子が位置づけられています。ICFでは，背景因子も含めて「生きることの全体像」をとらえていきます。そして，生活機能上の問題は誰にでも起こりうるという観点から，ICFによる分類はすべての人にとっての「健康の構成要素に関する分類」であり，新しい健康観を提起するものとして考えられています（大川，2009）。ICFは，個人の医学的な障がいではなく，個人と環境の共通課題として障がいを定義しており，障がい者・児の健康問題に関わる健康心理学の専門家は，このICFに基づき，身体・心理・社会的側面を含めて，包括的にアプローチしていく必要があります。

3. 障がい者・児の健康の促進に向けて

　欧米などでは，障がい者・児への健康促進の取り組みが増加しており，その多くは身体活動の増強や歯科疾患の予防に焦点が当てられています。しかし，障がい者・児の健康促進のためには，身体的な健康だけでなく心理・社会的な健康も含めて，包括的に取り組んでいくことが重要です（Horner-Johnson et al., 2011）。

(1) 身体的側面の健康
①機能・構造障がいの理解　身体的側面の健康を考える前提として，心身機能・構造に問題が生じた状態である機能・構造障がいについて簡単に触れておきます。機能・構造障がいには，視覚障がい，聴覚障がい，および肢体の障がいといった身体障がい，発達障がい，および精神障がいなどがあります。まず，身体障がいについてみると，視覚障がいとは，治療を行っても視機能の改善が認められず，永続的に視機能の低下をきたしている状態のことです。「視覚障がいがあると何も見ることができない」「真っ暗闇の世界を生きている」と誤解されがちですが，光を感知したり，弱視であったりと，視機能の程度は個人によって異なります。次に，聴覚障がいとは，「聞こえ」の能力に障がいのある状態であり，聴力デシベルで30〜50dBの音が聞こえにくい軽度難聴から，100dB以上の音が聞こえにくい高度難聴までさまざまです。失聴年齢，残存聴力，言語力，読話力，発語力，教育

歴，および家庭環境（家族に聴覚障がい者がいるか，家族が手話をできるかなど）によって，手話や口話といったコミュニケーションの手段が異なります。おもな肢体の障がいとしては，脳性麻痺や脊髄損傷，切断などが挙げられます。いずれの障がいにもいえることですが，とりわけ肢体の障がいにおいては，障がいを受けた部位や麻痺の程度により残存機能はさまざまです。

　発達障がいのおもな特徴として，意思伝達，自己管理，家庭生活，社会的・対人的スキルなどの適応行動に困難が生じます。自分なりのこだわりがある障がい者・児も多く，突然の変化に対応できなかったり，場合によってはパニックを起こすこともあります。また，知的障がい（IQ [intelligence quotient] が 75 以下）を伴う場合もあります。精神障がいは，脳の器質的な変化や機能の障がいにより，精神や行動に特定の変化が現れた状態であり，統合失調症やうつ病がよく知られています。就労や対人関係に支障が出ることもあり，長期的な支援を必要とします。

　以上，機能・構造障がいについて概説してきましたが，障がい者・児の心身の健康を考える上で重要なことは，これらの機能・構造障がいを取り除くことではなく，それらとともに生きていく中で直面する健康リスクや心理・社会的な弊害への支援であることを強調しておきます。

②**身体的健康の促進に向けて**　WHO は，健康な生活や QOL を維持するために，定期的な身体活動の実施を推奨していますが，障がい者・児は，生活習慣病とも関連する身体的不活動に陥りやすいことが危惧されています。知的障がいのある子どもたちに特化してみると，特別支援学校在学中は，体育授業や学内での運動部活動などによって，日常的に運動・スポーツを実施する機会が確保されているものの，卒業後には身体活動を実施する機会が減少し，肥満などを含む生活習慣病の増加が懸念されています。知的障がい者は思春期から肥満に陥るものが多くなり，地域で生活する成人の知的障がい者は障がいのない人と比べて肥満傾向にあることも報告されています（増田ら，2012）。一方，身体障がいの場合，運動量の減少は体力の低下を引き起こし，加齢に伴う機能低下は障がいのない人々以上に加速化するだけでなく（三田，1995），合併症や筋肉の萎縮，関節の拘縮，床ずれ，各臓器

の機能低下などの２次的障がいを抱える人も多く存在します。

　車いすマラソンの世界記録保持者であり，世界的に活躍をしているスイスのハインツ・フライ選手の「障がいのない人はスポーツをしたほうが良いが，障がいのある人はスポーツをしなければならない」という言葉にもあるように，肥満をはじめとする健康を阻害する要因を抱える障がい者・児にとって，有酸素能力や身体機能の改善を促す身体活動は必要不可欠といえます。しかしながら，障がい者・児にとって，身体活動の恩恵に対する理解不足や地域での身体活動の実施可能性に関する認識の欠如（Hawkins & Look, 2006），身体活動を継続する動機づけの欠如（Hutzler & Korsensky, 2010）などが問題として指摘されています。このことから，健康心理学の知識を応用し，障がい者・児に対して健康の自己責任論（健康の責任を自己に求めること）の教育を提供し，自分の健康の問題に関して専門家と話し合ったり，どのように健康を維持するかについて専門家から情報を得たりする方法を学習させることが必要とされています（Horner-Johnson et al., 2011）。また，過剰なエネルギー摂取をもたらす不適切な食習慣の是正や，朝食の食べ方，野菜の摂り方などを含めた栄養指導も重要であり（Horner-Johnson et al., 2011；増田ら，2012），健康心理学における行動変容のアプローチが役立ちます。

　加えて，ICF の理念に沿って考えると，障がい者・児にとって，交通アクセスの不便さや財政的支援の欠如が重要な障がいとなることがあります。効果的に健康を促進するためには，障がい者・児のニーズに合わせて，社会的・環境的なバリアにアプローチすることも必要です（Bodde & Seo, 2009）。

(2) 心理・社会的側面の健康

①セラピューティック・レクリエーション　障がい者・児は，社会的差別，教育や雇用などを含む機会の制限，障がい者というレッテルなど，さまざまな差別や偏見にさらされがちです。加えて，障がい者・児は，環境的・社会的バリアや社会的孤立，社会との接触の減少を経験しやすいとされています。にもかかわらず，障がい者・児への心理社会的な支援は十分とはいえません。

　障がい者・児の健康を考える際には，ICF に基づき，身体・心理・

社会的側面を含めて，包括的にアプローチしていくことが重要であり，そのためにはセラピューティック・レクリエーション（therapeutic recreation）の概念が役にたちます。セラピューティック・レクリエーションとは，満足感・達成感などのポジティブな感情を導く余暇時間の活動（レクリエーション活動）を通して，障がいのある人々の健康の回復・保持および増進の発展を図るために援助するとともに，その支援方法の確立を目指すものです。

　ICF で支持されているように，個人の医学的な障がいではなく，個人の能力に焦点を当てることが重要であり，基本的な機能の改善および障がいや疾病の治療のみならず，障がい者・児の心理・社会的な健康の促進に焦点を当てる必要があります。本来，障がいの有無にかかわらず，人々は人生の意味や喜びを感じ，他者と関係性をもち，地域に貢献したいというニーズをもっており（Carruthers & Hood, 2007），セラピューティック・レクリエーションはこの考え方に基づいた概念です。

　余暇時間の活動への従事は，ストレスの解消や人間交流の促進，人間性の回復のような心理・社会的恩恵を導きます。加えて，余暇時間の活動において身体的スキルを発達させることは，学校や職場，その他の生活におけるさまざまな側面において，障がい者・児の自立を促します（Anderson & Heyne, 2010）。

②余暇活用能力モデル　セラピューティック・レクリエーションにおいて，最も広く用いられている概念モデルの 1 つに，余暇活用能力モデル（leisure ability model; Stumbo & Peterson, 1998；図 4-12）があります。余暇活用能力モデルは，「機能向上（治療）」「余暇教育」および「レクリエーション参加」の 3 つの段階で構成されています。これら 3 つの段階は，対象者の個別のニーズや目的，および専門家の役割などに基づいて分類されています。

　「機能向上」の段階では，余暇時間の活動に必要な心身機能の改善を目的としています。この段階では，医療・保健領域の専門家が対象者の身体的・心理的機能を評価し，それらの課題を改善するためのプログラムをデザインします。この段階で重要なことは，目標となる心身機能の改善は，個人がどのようになりたいか，どのように生活していきたいかなど，健康心理学の視点を踏まえた上で決定されることに

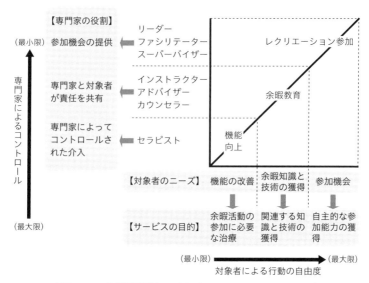

【専門家の役割】

（最小限）参加機会の提供 ← リーダー
　　　　　　　　　　　　ファシリテーター　　　　レクリエーション参加
　　　　　　　　　　　　スーパーバイザー

専門家と対象者 ← インストラクター
が責任を共有　　アドバイザー　　　　　　　余暇教育
　　　　　　　　カウンセラー

専門家によって ← セラピスト
コントロールさ　　　　　　機能
れた介入　　　　　　　　向上

専門家によるコントロール

（最大限）

【対象者のニーズ】　機能の改善　余暇知識と　参加機会
　　　　　　　　　　　　　　　　技術の獲得

【サービスの目的】　余暇活動の　関連する知　自主的な参
　　　　　　　　　　参加に必要　識と技術の　加能力の獲
　　　　　　　　　　な治療　　　獲得　　　　得

（最小限）　　　　　　　　　　　　（最大限）
　　　　対象者による行動の自由度

▲図 4-12　余暇活用能力モデル（Stumbo & Peterson, 1998）

あります。つまり，単に治療を終えて退院して自宅に戻ることがゴールではなく，「受障前に趣味にしていた旅行に出かけたい」「仕事に復帰したい」「地域貢献をしたい」といった個人のニーズを満たし，QOL や幸福感の増大を目指すのです。ICF に照らして考えるならば，活動や参加の目標を見据えた上で，心身機能・構造にアプローチしていくととらえることができます。

　つづく「余暇教育」の段階では，余暇に関連する知識や技術の獲得に焦点が当てられます。福祉や教育，運動指導などの専門家は，対象者が自立して余暇時間の活動を行うために新しい知識や技術を教育していきます。ICF における活動や参加のために，具体的な知識や技術の提供の場といえます。「レクリエーション参加」の段階は，対象者が新しく獲得された技術を練習し，楽しみや自己表現を経験する場となります。つまり，実際に活動や参加を促進していく段階です。対象者には選択の自由があり，内発的動機づけが高いこともこの段階の特徴です。この段階では，専門家は教えるということをしないで，必要なときに相談や助言を与える役割に徹します。これら一連の活動の中で，心身の恩恵を獲得するだけでなく，他者との社会的な関わりも増大し，身体的・心理的・社会的な健康が促進されるのです。

4. 本節のおわりに：障がい者・児の健康促進に向けて

　障がい者・児のニーズに合わせて健康の促進を支援する仕事は，教育，福祉，保健・医療など多岐にわたります。障がい者・児の健康の促進に向けて，人生の目標を含めた心理的成長や，親しい友人との余暇などの対人関係，およびストレスマネジメント教育を含めることが必要とされていることからも（Horner-Johnson et al., 2011），すべての専門家にとって，健康心理学の視点は有用だといえます。

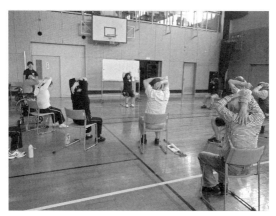

▲図 4-13　障がい者・児への運動指導を行っている様子

障がい者への健康支援

著者は，これまで，「動作法」という心理療法を用いて，肢体不自由等の障害がある方への健康支援を行ってきました。

右の写真は，個別の面接形式で行っている動作法の様子です。動作法を用いた訓練会には，子どもから大人まで，脳性まひという障害を抱えた方が多く参加されています。最初は訓練を嫌がっていたお子さんが，友だちとサッカーをして遊びたいという思いを強くもち，徐々に真剣に訓練を行うようになり，片足で重心を支え

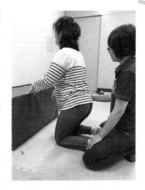

てボールを蹴れるまでになりました。そのお子さんにとっては，ボールを蹴るということも大切ですが，そのように身体を動かせることで，友だちの輪に入れるという目的を果たしたわけです。また，成人の場合は，加齢に伴って姿勢・動作の異常が顕著となってきます。そのため，お風呂に入る時に膝立ち姿勢が難しくなった，道路を歩く時に転倒するのではないかと不安，といったように日常生活動作に支障をきたし，相談を受けることがあります。日常生活動作が困難になると，自信や積極性が低下し，活動性が下がるために，心理面にも影響を及ぼします。そこで，面接の中で，現在の身体の状態を一緒に理解し，必要な課題を設定していきます。身体の使い方や動きを見つめ直すことで，現在の身体の動きや状態に合わせた生活の仕方，また今やりたいことが明確になっていきます。そして，今の自分に合った，より良い生活とは何か，ということを見つめ直していくのです。より良い生活のために必要な動作を達成することで，日常生活において自信や積極性を取り戻すことにもつながっていきます。このように自分を見つめ直し，自信を高める時間が日常生活の支えとなり，多くの方が定期的に動作法の訓練に通っています。

私たちは，健康支援の経験を通して，障害のある方がライフステージや生活環境によって，その都度，新たな課題へ対応していくことが求められます。そこで，支援の中では，自分の身体の特徴に気づかせ，少しでも思うような動きができるように導いていきます。つまり，本人が，主体的に自分の身体を使って生活することを支援していくのです。障がいのある方を対象とした健康支援では，自分を理解し，今ある自分を受け入れながら，自分のやりたいと思うことを達成できるように，身体だけでなく心の側面も踏まえた健康支援が必要です。

中途障がい者・発達障がい児への音楽療法

　中途障害者地域活動センターは、事故や脳卒中などの病気によって障害を患った中途障がい者に対して、職場復帰および地域で再び活動できるように、行政と協力しながら支援を行っているセンターです。著者は、その場で非常勤講師として、音楽を用いた機能訓練や心理的なサポートを行っています。具体的には、季節の歌や馴染みの曲を使って、過去を思い出させ、語り合うような問いかけをして回想法を行ったり、楽器演奏による機能訓練、ストレス発散、リズムに合わせて身体を動かす運動やリラクセーションを行います。利用者は、障害をもつようになったことで不安や混乱がありますが、音楽を聴く、歌う、楽器を演奏するといった活動によって癒し効果や動機づけの向上を示します（小島ら、2009）。

　発達の遅れや自閉症スペクトラム障害の児童に対しては、音楽を用いた発達訓練や社会性の向上を目的としたセッションを行います。こうした児童は、多動による注意力や集中力の欠如、他者との関わりが苦手であるという難しさがありますが、音楽活動を通して他者の演奏を聴くことや、順番を守ることを学び、楽器演奏による協調運動の改善を図っています。特に打楽器の音による刺激が反応を促進するために、太鼓等を使用したアプローチは有効です（笠井・小島、2013）。音楽を用いたアプローチは、楽しみながら遊び感覚で行えるといった利点があります。

　障がいをもつがゆえに生じる日常の問題は日々変化し、そのために家族の精神的負担を伴っていくために、家族への心理的サポートも重要となります。

　脳機能の障害による身体機能や行動の問題点を理解しておくことは、他職種と連携した支援を行うために重要です。このような現場は、健康な状態を取り戻すためだけでなく、well-being の実現に向けたヘルスサービスであり、健康心理士として活躍できるところであると感じています。

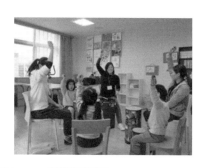

健康心理学と仕事の未来を占う

\座談会/

司会兼編集：**田中共子**
（岡山大学）

オブザーバー：**竹中晃二**
（早稲田大学）

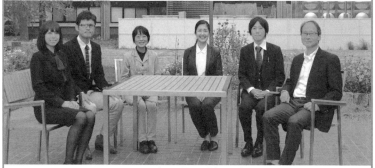

座談会参加者

左から順に　小賀田，島袋，田中，小沼，山野，竹中

山野洋一：大阪人間科学大学健康支援センターと京大病院の禁煙外来で禁煙支援の仕事に従事。岡山大学大学院社会文化科学研究科博士課程大学院生。

小賀田真依：メンタルクリニックで専門健康心理士として働きながら，エステとよもぎ蒸しのサロン Nilufa を開業。現在はサロン業務に専念。

小沼佳代：回復期のリハビリテーション病院で理学療法士の仕事に従事。早稲田大学人間科学研究科博士課程大学院生。現埼玉医科大学。

島袋桂：琉球大学の健康づくり支援プロジェクト Lib に所属。健康づくり事業や介護予防事業による，健康教室などの企画運営や評価に従事。

健康心理学に関わる道に進んだきっかけ

田中：皆さんは，どのようにして健康心理学に関わる道に進まれたのでしょうか。

山野：私の場合，学会のシンポジウムがきっかけでした。日本禁煙科学会では「健康心理学を禁煙外来にも」と発想して，禁煙支援士，健康心理士が仕事をしています。より健康になりたい人やまだ病気でない人が対象なので，その辺が健康心理学的だと思います。従来の禁煙指導では，健康心理学的な

視点が全くなかったり，心理専門家以外の医療者から認知行動療法が行われていたりしますが，自分の関わりではきちんと健康心理学を取り入れてやっているところが特徴かなと思います。

小賀田：私はもともとカウンセラーになるのが夢でした。自分と家族の病気を機に身体の健康も意識することになり，健康心理学専攻の大学院に進みました。

小沼：私はスポーツトレーナー志望だったので，それには国家資格と思って理学療法士になりました。でも実習であちこち行った中で，社会復帰を目指すリハビリテーション中心の回復期の病院が自分に合っていると感じて就職しました。患者さんの中には，リハビリテーションが必要と分かっているのに嫌だと言ったり，毎日取り組めなかったり，退院したら閉じこもりがちな生活になってしまったりする方が多くいました。理学療法士は身体機能の専門家ですが，身体の支援だけでQOLの向上は無理と感じて，健康心理学にたどり着きました。患者さんがどうしてリハビリテーションをやりたくないと

思っているのか，健康心理学を学んでいないとそれを見る視点がなくて，「やらないとよくならないよ」としか，声かけできません。健康心理学なら，どうしてそうなるのか，この人が何を望んでいるのかという原因を探して，もっと寄り添って，言い方を変えることができます。

島袋：地域の健康教室でも，健康が大事だという意識はあります。野菜を多くとか，ウォーキングがいいとか。でも，じゃあ，それを本当に実行するかというと，うまくいかない。心理的なハードルがあるのです。「わかる」と「できる」は近くて遠いのです。そこを結びつけるのに，健康心理学が役に立ちます。地域に出ると，「わかっているけどできない」と「続けられない」が最大の壁というのが実感です。特に継続は難しい。そこで予定通りできなくて落ち込んだり，自分を責めたりしてしまう。でも実は1回でも「できた」ことが大事。そこを私たち専門家が大事にすれば，行動変容につなげていけます。

山野：禁煙に関しては，「開始」だけなら簡単になりました。薬があっ

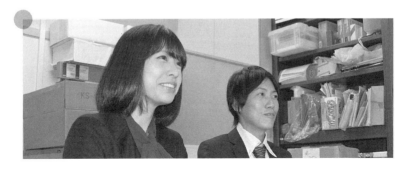

て，ニコチンを補充するので。でも再発するケースが半分です。結局1年後にまた来るケースがあります。禁煙の継続率を上げるのが健康心理学の役割と考えています。

田中：人はどうも，わかっているけどできない，続けられない。そこに健康心理学が入ることによってできた，続けられたに変わるならば，喜ばれますね。

小賀田：エステの場では，ダイエットのために来る方々に，やはり実行と継続の難しさがあります。太ってしまう方って，わりと食事を変えようとしてもついご褒美と称してお菓子を食べてしまったり，言い訳をして生活習慣を変えられなかったりすることが多いです。コンスタントにサロンに通い続けるのも，難しいことがしばしばあります。

田中：日常生活の中でどうモチベーションを高め，健康を高める場に来るか。健康心理の出番ですね。実際のエステで，健康心理学はどう役立ちますか。

小賀田：私は，美容が切り口になって健康にも気をつけてもらえるようなセミナーをもっとやっていきたいと思っています。

健康心理学を仕事にする魅力

田中：それではこの仕事の魅力はここだ，これを仕事にしてよかった，というところ，つまり仕事のいいところを教えていただけますか？

山野：そうですね，禁煙が入り口に

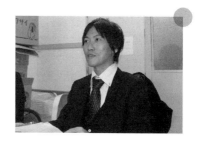

なってその人がより健康になって，幸福感を味わっている場面を見られること，それが介入していて楽しいところであり，魅力かなと思います。その方が新たな趣味を見つけたり，自信をもって運動を始めたり，食事に気をつかい始めたりとか。大体の方は，新しい趣味のことをおっしゃいます。たばこを止めると呼吸が楽になるので，運動を始めることが多いですね。禁煙が入り口になって，変化が起きていきます。そういう楽しそうな会話が聞けて，そういうシーンに立ち会える仕事です。

田中：そうですか，禁煙をきっかけに新しいことを始めたり，もっと幸福になったり，もっと充実したり，そういう姿が見られると。患者さんにとっての幸せを自分も一緒に体験できる幸せなのですね。

小沼：回復期の病院の仕事もやりがいがあります。回復期は，実はすごく心が乱れる時期です。なんで自分がこうなっているのか，どうして自分だけこんな目にと。脳卒中のように突然発症する病気は特にそうです。リハビリテーションで身体機能がよくなることはもちろん大切ですが，元通りになるとは限り

ません。麻痺が残ったり，車椅子の生活になったりもします。でもその方が，次第に心と身体のバランスがとれてきて，今の状態であっても次の目標を見つけて進んでいく段階があるのです。そこに居合わせたとき，すごく意義のある仕事だと感じます。

小賀田：精神医学だと，マイナスからニュートラルを目指すだけですが，美容・健康なら「もっと健康に，もっと綺麗に」を目指せます。

田中：確かに「病気ではない状態」が目標なら，元に戻すまでですね。でももっと価値を作り出したり，もっと幸せになれたり，もっと目指すものを手に入れられたりするところをサポートできる仕事なのですね。

小賀田：はい，健康心理士が本当に対象とするところはそこだと思います。エステのお客様から，元気をいただいていると思います。

田中：いったん倒れたり立ち止まったりしている患者さんが，再び自分の足で歩き出すところに立ち会える感動，美や生命というポジティブなものを得ていく喜び，それらを分けてもらえる仕事ですね。

島袋：健康教室は，参加者の方がどんどん元気になっていく姿がみられます。私が元気にしたというより，私も一緒に学びながら力をもらえている気がします。やはり，そこが一番の魅力です。エネルギーをもらえるのです。何か与えようと思うより，一緒にいい時間を持ちましょう，みたいな姿勢がいいよ

うです。その方が，参加者の方の変化が大きい感じがします。

仕事で感じる難しさ

田中：では逆に，難しいな，大変だな，ここはちょっと困ったなということはありますか。今の仕事をしていて，どのあたりに難しさを感じますか。

山野：禁煙の場合，入院目的とか手術のためとかで，どうしても禁煙しないといけないという方の場合が難しいです。しないと手術が受けられないという動機だけで，禁煙したいわけじゃないのに禁煙外来に来ているからです。退院した日に，その日が記念日みたいな感じでまた吸ってしまう。そこをどう防ぐかが，健康心理学に必要とされるところです。従来は脅しながら指導するので，喫煙のデメリットばっかりが強調されていました。吸ってしまうとまた悪くなるよ，とばかり言うのです。看護師さん，保健師さん，お医者さんが「指導」のスタンスをとって，怒ったり脅かしたり，たばこをやめないと死にますよとか言う機関もあります。健康心理学なら違うアプローチができます。このまま禁煙を継続していくと，禁煙のもっといい面が現れてきますよ，と言います。メリットを伝え，禁煙効果のチェックリストをつけてもらい，ポジティブな変化に注意を向ける。こういう仕掛けで動機づけを高めていきます。例えば，せっかくたばこをや

められたし，もったいないと考え始めたり，明らかにお金が貯まっていくことに気づいたりします。入院中や退院した後で，家族からの声かけが暖かく変わることもあります。そのあたりを強調してあげると，禁煙する価値を見出してもらえます。

田中：禁煙するのは脅かされて仕方なくではなくて，そこに価値があるからだという発想で，効果的にやる気を引き出していくのですね。

島袋：健康教室の場合，難しいと感じるのはダイエット等の健康づくりを継続してもらうことです。私たちが関われるのはせいぜい3，4週間。この中で新しい行動が始まったり，食事を気にするようになったりします。でも実際の体重減少に結びつかないうちに期限が来て，こんなにやったのに成果が出ないとか，決めたことが守れないとかで落ち込ませてしまうと行動が変容するところまで行けません。健康の話は，本来長期的に考えないといけないのですが，参加者はその短い期間だけを見がちです。好ましく変化したことを続けていくことこそが大事だ，と考えることが

できず，短期的な結果だけ見てしまうのです。こういう時は，自分でもできそうな小さなことに注目して，「できそうな感じ」をもたせるようにします。こうして物事との向き合い方を変えられるのが，健康心理学の魅力です。

小沼：私は，退院後の支援が難しいと感じます。退院してからの環境を知らないとうまく関われないことが多いのに，それを知る機会はわずかしかありません。どんな場所に住んで，どのように1週間を過ごし，周りにどんなお友達がいて，サービスはどんなものが受けられるのか。その人の背景を，ベースも，先のことも含めて理解していないと。そういうバックグラウンドの部分も知らないと効果的な支援はできません。そこが難しいところです。もし協力的なご家族様がいらっしゃれば，退院支援も入院中の関わりもやりやすいのですが，支えてくれる存在がいないこともあります。リハビリテーションとして関われる期間は限られており，介入してやる気になって帰ったけれどどうなっただろう，と気になります。いずれ健康心理学的アプ

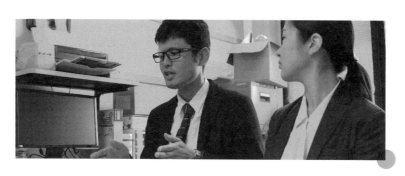

ローチがしっかり体系化されてしまえば，例えば入院中にはリハビリテーションスタッフが介入し，後はケアマネージャーさんにつないでみてもらう，といったことも考えられるでしょうが，今はそれがなくて困っています。

山野：禁煙外来も，3か月しか保険治療ができません。そこから1年後までは保険がきかないので来院もなく，状況がわからなくなります。ただ禁煙マラソンというメールによるピア・サポートがあるので，継続支援のために紹介が必要かなと思います。

小賀田：生活の様子を把握しておくことは大事です。痩身コースの初回来店時には普段どんな生活をしていて，ご飯をつくるのは誰で，ご家族も太っているのかなどをお聞きします。サポートしてくれる人の有無で結果も違います。

＿仕事で目標とすること

田中：では皆さんの仕事の目標というか，目指していることや夢はありますか。心がけとか，姿勢とか，向いている方向でもいいのですが。

小沼：私は誰でも実践できるような「介入プログラム」を作りたいと思っています。健康心理学を学んだ理学療法士は何人かいても，その知識や実践方法の発信が不十分です。そこを伝えるには，しっかりと体系化したプログラムが必要です。普及させていく活動もしていきたいです。

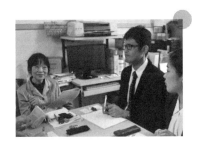

田中：そこは最先端を開拓していく人の務めかもしれませんね。

山野：私の姿勢としては，ネガティブよりポジティブな側面を活かしていくということです。禁煙って，しなくてもいい人にとっては，しなくいいことなのです。だから禁煙することの価値を見つけてもらうように心がけています。目標という意味では，医療職の中で国家資格がないのはハンディですから，エビデンスをきちんと出して，看護師さん，保健師さん，お医者さんの働く医療の場で健康心理士も認めてもらえるよう，自分の介入を評価できるツールを開発することです。こういうことは，健康心理学の得意分野です。アセスメントとプログラムを作って評価する，そのようなことがトータルにできることが目標です。

田中：職業人として，仕事をする者として，病院で働く様々な職種の中で，健康心理士を認めてもらえるように，エビデンスを提供し，アセスメントツールを科学的に作って実績を示すということですね。

山野：やっぱり国家資格がないと，病院側は診療報酬が出せないので，患者さんからもお金がもらえませ

ん。ここが医師や看護師などの他職種と心理職との大きな分かれ目と思います。

小賀田：私が意識しているのは，お客様の話をよく「聴く」ことです。仕事上の目標は，悩める女性を減らしたいということです。そのためには身近なモデルも必要なので，SNSでお客様に向けて，自分の食生活や運動・美容の実践について発信しています。

大学院，学会，地域から学ぶ

田中：皆さんのお仕事では，新しい知識や技術を学ばなければいけない面もあるでしょう。学んで役に立ったことや，学びの仕方を教えて頂けますか。

小沼：健康心理学の大学院に行ったことが大きいです。理学療法の学会でも健康心理学的な研究発表がありますが，何かのやり方を一部分だけ使って「何々理論を用いました」などの発表が多いのです。これでは説得力がなくて広まっていきません。いずれは理学療法士の教育にも，健康心理学を導入する

ことが望まれます。患者さんとの関わり方としてすごく大切で，臨床実習でも使えます。健康心理学の理論はしっかりと実践に結びつきます。

島袋：私たちの場合は，地域から学ぶことが多いです。行った先の土地柄とか文化とか習慣を理解していないと，持っている知識を現場で応用できません。

山野：私は，学会での学びを大事に考えています。学会でシンポジウムを組んで，最新の話題を持つ方に来て頂いたりします。医療系の学会にも出て，知識を仕入れています。そうしないと薬や疫学などは新しい情報がわかりません。多くの職種と連携していかないといけませんが，そのためには知識が必要です。

他分野と協働するとき

田中：ほかの分野の方と協働する場合，健康心理の何を活かそうとされますか。

山野：他職種の方が投げ出したくなるような難しいケースへの対応を，期待されることがあります。考え

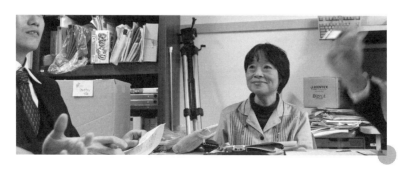

方や行動がなかなか変えられない
ような人をどうにかしてほしい，と
いうリクエストです。お医者さんは
薬を使い，看護師さんはその指示
で動く流れがありますが，その流
れに乗ってこないようなケースもあ
ります。そういうのは専門じゃない
と判断されて，こちらにアドバイス
を求められるケースがあります。

田中：従来の医療では，欠落してい
た部分なのでしょうか。

山野：はい。だからこちら側も発信し
て，「こうやれば変わる」と伝えな
いといけません。お互いに情報や
技術を交換し合うことが大事です。
その中で，できることとできないこ
とをきちんと言う必要があります。

田中：健康心理士はこういうことがで
きる，こういうときにもっと効果が
出せる。そのように周りに説明して
分かってもらったら，変わってきま
すか。

山野：禁煙を手がける医療者は多く
ないです。その中で，私の知って
いる医師は健康心理学をよく理解
されていて，うまく情報交換がで
きていると思います。ほかの禁煙
外来だと短時間で診療が終わって，
薬出して終わり，みたいなこともあ
りますから。やっぱりお互いシェ

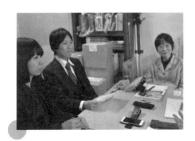

アできる環境，体制，チームづく
りが望まれますね。

島袋：医療者の中には，指導に厳し
い方を多く見ます。例えば果物・
野菜を毎朝食べていないことが問
題だと判断された人が，「じゃあ野
菜ジュースに変えます」と言うと，
「それではダメです」と言われたり
します。でも私たちは，地域に出
ると管理じゃなくて教育に近いこと
をしています。健康づくりの力を高
めるには，心理面を考えた教育が
大事なので，そこを大切にしたい
です。

田中：周りから何を期待されるか，自
分は何をもって貢献しようと思って
いるかは，健康心理学のアイデン
ティティに関わる問いでもあります
ね。

小沼：周りからみると，まだ健康心
理学のアイデンティティは確立され
ていないのかもしれません。病院
で，リハビリテーションスタッフに
健康心理学の大学院に通っていま
すと言ったら，うつの相談を受け
たり精神安定剤の処方の質問をさ
れたりしました。健康心理学は何
ができる学問なのか，あまりわかっ
てもらえていないようです。

お勧めしたい学び方

田中：そこは今後の課題ですね。で
は学生のとき勉強しておいてよ
かったこととか，学生のうちに，
これを勉強しておくといいですよ，
といったお勧めは何かありますか。

小賀田：学びを卒業後どこで活かし

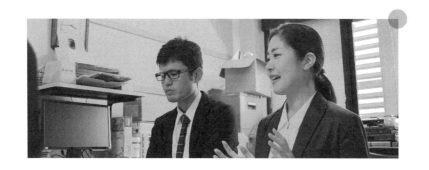

たいのかというイメージを持つことを勧めたいです。卒業後を考えながら勉強すると，学び方も違ってきます。私は病院のカウンセラーを目指していましたが，大学での実習が少ないと思ったので，外部のセミナーを調べていろいろ行きました。東京から京都まで，認知行動療法を学ぶために毎週通ったこともあります。でも臨床の仕事をするには，頭でっかちではだめという面もあります。患者さんは普通に生活して仕事もしています。世の中の色々な職業のことも，分かっておいたほうが良いです。私は，接客業のアルバイトをしていた経験も仕事に活かせたと思います。机の前で勉強ばかりしていたのでは，いろいろな人と仲良くなるのに苦労するかもしれません。

田中：生活のリアルを知らないと，なかなか行き届いたことが言えないかもしれません。人を知るアルバイトも意味があるのですね。

小沼：リハビリテーションでも，その必要性を感じます。政治の話が好きな方やスポーツが好きな方もいます。いろいろな情報は，良い話のきっかけになります。

島袋：現場では，個人への教育から集団，コミュニティへとアプローチを進めていきます。専門家として提供している栄養の知識も大事ですが，マーケティングの視点がないと地域興しにつながりにくいです。一人ひとりの行動変容から，大きなムーブメントを起こすための仕掛け作りを勉強しておくと良いと思います。最終的には，その地域に健康が大事っていう価値観を根付かせていかないと。

健康心理学に感じる可能性

田中：では最後のお尋ねですが，今後の健康心理学の可能性をどこに感じますか。健康心理学を仕事にしたいと思う後輩へのメッセージもお願いします。

島袋：健康心理学はいろんな面で役立ちます。健康，教育，職場，人間関係。健康心理学に関わって仕事をするなら，まず半径5メートル以内の人をいつも元気づけられるように，実践に努めることを勧めたいです。

田中：健康の輪を広げていくというこ

とですね。地に足が着いた姿勢が感じられますね。

山野：健康心理学のよいところは，現場での活動に加えて，アセスメントや統計，評価などの科学的な処理もできるところです。実践しながら自分でもプログラムを作成し，評価まで手掛けられるのが強みです。医療ではエビデンスが重視されますから，そこは大事なところです。臨床応用も基礎研究も，バランスよくやりたいです。

田中：実践活動をして効果を実証し，自分でプログラムを提案できて，アセスメントツールの作成や尺度構成もして，評価もできる。これは健康心理学，特に基礎の教育をしっかり受けて，科学的な手法と態度をもって現場で創造的に働く，サイエンティスト－プラクティショナーの姿勢ですね。

小賀田：私はまず何も前例のない病院に飛び込んだので，健康心理士としてできることをいろいろ示さければいけないと思って，患者さん向け資料も一から自作しました。治療に限定した関わりになりがちの臨床心理士ではなくて，健康そのものを作り出せる健康心理士になってよかったと思います。後輩の

皆さんにも，プライドをもって，健康心理士で本当によかったと思って仕事してもらいたいです。自由度がとても高いのが健康心理士です。考え方次第でいろいろと役立てられます。

田中：技術を持って専門家としての実践ができ，目指すものに向かって自尊心をもって取り組める。それができるのが健康心理学の仕事だ，という感触を得ておられるのですね。

小沼：応用範囲は広いです。小賀田さんも言われましたが，何でもできるという面があります。海外の学会に行くと，健康心理学の仕事が確立されている印象を受けます。でも日本ではまだ，健康心理士ならではという仕事が確立されていないので，その分，いろいろ適用していけます。自分の興味ある分野で，健康心理学を活かした仕事を創れます。そういう可能性がとてもあると思います。例えば今スポーツに興味がある人は，スポーツの中で健康心理学を活かせるでしょう。興味をもってやっていることと健康心理学を組み合わせて，新しいものを作り出せる可能性に満ちています。

田中：黎明期は皆が創始者になれる時期でもありますね。健康心理学の新しい局面を自ら切り拓く気持ちで，一緒に健康心理学を広め，根付かせ，そして実績を積みあげていきたいですね。本日はどうもありがとうございました。

全員：ありがとうございました。

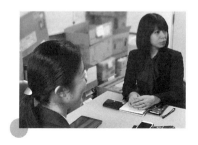

／対談を終えて

山野：日頃職場で健康心理士として働いているのは自分一人です。みなさんのお話を聞いて，この分野は小さくない，いろんな分野で仕事をしていると改めて実感しました。

小賀田：健康心理士同士，違う分野でも同じようなことで悩んでいることがわかって良かったです。お互いの経験が活かせると思います。

小沼：学会発表で顔を合わせても，研究の話になりがちです。今日は背景とか熱い思いとかを聞けて，やる気になりました。

島袋：私はもともと体育を専門としていたのですが，健康指導の仕事についてすぐ，現場に使う意図で健康心理学を学び始めました。みなさん太い柱がある感じで，自分ももっと勉強したいと動機づけが高まりました。

田中：良い仕事を見せていただけると，次世代の目標になります。心理学ベースの方と他の専門ベースで健康心理学を活かす方と，二通りの仕事の仕方が聞けました。ともに健心ネットワークで磨き合っていけると良いなと思います。社会の中で職業人としての立ち位置をどう整えていけるか，社会の中の仕事という側面も皆で考えていきたいですね。

／座談会を終えて◆オブザーバーより

これからますます活躍が期待されている若い方々が，健康心理学の知

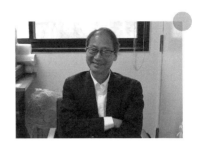

恵を活かしながら，それぞれの仕事に邁進されている様を近くで聞くことができました。皆さんの仕事は，禁煙外来，エステティックサロン，リハビリテーション病院，地域というように様々ですが，いずれも人の行動変容や心理に関わっておられます。いまや，健康心理学の考え方や技法は，医療・保健分野だけでなくダイエットや美容などの分野で，健康行動を変容させる介入に，同時に，こころの予防的視点としてストレスマネジメントやポジティブ・メンタルヘルスの強化に適用されています。ただ，本日のお話をお聞きして，私たち健康心理学に関わる者がやらなければならないことがあることも気づきました。それは，まさに教育や研究を通して，健康心理学の存在感や市場を広げることだと思います。その意味で，健康心理学を学んで関連する仕事に，また一方で他分野の仕事に健康心理学を活かすという2方向の強化が必要な気がします。私たちも今後も「使える心理学」を目指して研究と実践の両面から精進していく所存です。(竹中)

健康心理士という資格

　現代社会において人々は多くのストレスにさらされ，心身の健康を損なうような諸問題に直面しています。例えば，生活習慣病の背後には不適切な生活習慣が存在しますが，この生活習慣の問題は心理的な問題と密接な関係にあります。健康心理士は，一般社団法人日本健康心理学会が認定している資格で，健康心理学の立場から，人々の心身の健康を維持・増進し，健康を阻害する要因を取り除くための活動をしています。以下に，認定健康心理士についてご紹介します。

　日本健康心理学会は，健康心理学によって国民の健康の向上に貢献し，健康心理学の研究と実践の進歩と発展に資するために，健康心理学の専門家を養成することを目的として認定健康心理士制度を 1996 年に設けました。健康心理学に関する一定の学識と技能を有する者に対して，資格の認定を行い，認定健康心理士の称号を付与しています。

　認定健康心理士には「健康心理士」「専門健康心理士」「指導健康心理士」の 3 種の資格があります。「健康心理士」は，専門健康心理士や指導健康心理士等の助言・指導を受けながら，健康心理に関する職場等において，観察・テスト・面接などの健康心理アセスメントと健康心理カウンセリング，健康教育プログラムの作成実施にあたります。「専門健康心理士」は，健康心理に関する職場等において健康心理学の研究を行い，観察・テスト・面接など健康心理アセスメントと健康心理カウンセリング，健康教育プログラムの作成実施にあたります。最上級の「指導健康心理士」は，健康心理の研究と教育および実践を進展・普及させるために貢献し，必要なときには健康心理学に関連する問題について行政に報告し，健康心理士，専門健康心理士のスーパービジョンにあたります。

　さて，認定健康心理士を取得しているのはどのような人たちでしょうか。大学教員や研究者はもちろんのこと，保健師，看護師，薬剤師，栄養士，理学療法士，作業療法士，言語聴覚士，学校教員，養護教諭，企業の健康管理者，人事労務スタッフ，福祉施設職員，法務職員などさまざまな方が資格を取得して業務にあたっています。また，臨床心理士など他の心理学関係の有資格者，心理臨床家・心理カウンセラーが専門的知識と技能を習得するために認定健康心理士の資格を取得していることも多いようです。

　認定健康心理士の資格を取得するためには，いくつかの方法があります。まず，大学や大学院で心理学を学ぶことがすすめられます。健康心理士資格取得のためのカリキュラムを備えた大学・大学院で学ぶことは一番の近道です。他の方法など詳細は，日本健康心理学会のホームページ（http://jahp.wdc-jp.com/）で資格取得のための最新の条件を確認してください。

　認定健康心理士のあり方や国家資格である公認心理師との関係など今後

検討しなくてはならない課題があります。例えば，公認心理師ではなく，あえて健康心理士を選ぶ人も出てくると思います。また，公認心理師を基礎資格とし，専門健康心理士や指導健康心理士を健康心理学の専門知識・技術をもつ上位資格として資格取得を目指す人たちも出てくることが予想されます。国家資格の誕生により，認定健康心理士の新しい活躍の場がさらに広がることを期待します。

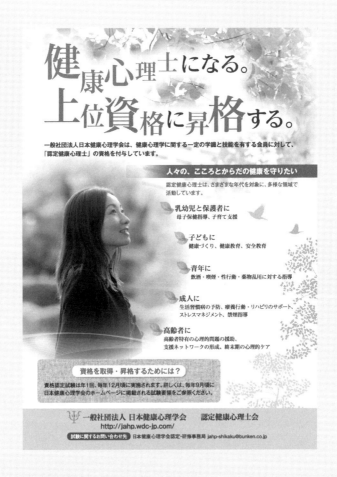

さらに勉強するための推薦図書

健康心理学の図書は，現在までに多く出版されています。その中でも，本書では，今回の出版に関わった著者を中心に，すでに出版されている代表的な健康心理学の図書を紹介します。

【健康心理学全般についての図書】

『健康の心理学—心と身体の健康のために—（ライブラリ実践のための心理学 6)』
春木　豊・森　和代・石川利江・鈴木　平（2007）サイエンス社

健康心理学の基本的な知識について，身体の疾病に力点をおいた著書で，内容を平易に解説されている。

『健康心理学・入門—健康なこころ・身体・社会づくり—』（有斐閣アルマ）
島井哲志・長田久雄・小玉正博（編）（2009）有斐閣

健康心理学を，健康増進の心理学，リスク要因の心理学，および臨床健康心理学の 3 領域に分類し，わかりやすくそれぞれを解説している。

『健康とくらしに役立つ心理学』
金政祐司・大竹恵子（編著）（2009）北樹出版

日常の対人問題や社会との関わりについて，また健康に関連する心理学の諸問題について解説している。

『よくわかる健康心理学』
森　和代・石川利江・茂木俊彦（編）（2012）ミネルヴァ書房

人々の暮らしに密着した健康心理学の基礎理論から応用までをわかりやすく，そして多面的に解説している。

『こころの健康を支える臨床心理学』
山蔦圭輔（2012）学研メディカル秀潤社

こころの健康の保持増進・予防に役立つ基本的な知識と事例を紹介している。

『ベーシック健康心理学—臨床への招待—』
山蔦圭輔（2015）ナカニシヤ出版

健康心理学や臨床心理学において，十分な理解が求められる心理学的な基礎・応用理論をまとめて解説している。

【ストレス・マネジメントを扱った図書】

『ストレスマネジメント—「これまで」と「これから」— (シリーズこころとからだの処方箋)』
　　竹中晃二（編）（2005）　ゆまに書房

　ストレスの成り立ち，またストレスマネジメント技法について，従来の研究から最近の研究までを紹介している。

『人間関係スキルアップ・ワークシート —ストレスマネジメント教育で不登校生徒も変わった！—』
　　嶋田洋徳・坂井秀敏・菅野　純・山崎茂雄（2010）　学事出版

　ワークシートを用いて，対人関係のスキルとストレスを乗り越えるコツを学ぶことができる。

『日常生活・災害ストレスマネジメント教育 —教師とカウンセラーのためのガイドブック—』
　　竹中晃二・富永良喜（編）（2011）　サンライフ企画

　日常生活のストレスマネジメントから災害時のストレスマネジメントまで，学校で教師やカウンセラーがストレスマネジメント教育を行えるように例を多く示したガイドブックである。

【生活習慣および健康行動変容に関わる図書】

『栄養カウンセリング論』
　　赤松利恵・永井成美（2015）　化学同人

　食行動変容のためのカウンセリングに特化した著書で，理論編と実践編に分かれ，実践編では演習を通して学べる数多くの事例が掲載されている。

『栄養教育論』
　　赤松利恵・稲山貴代（2016）　東京化学同人

　管理栄養士国家試験のガイドラインに準拠したテキストであるが，栄養教育を系統的に学べる著書であり，行動科学の理論に加え，ライフステージ別の栄養教育マネジメントを解説している。

『運動と健康の心理学』
  竹中晃二（編著）（2012）　朝倉書店
　身体活動・運動と健康の関係，さらに身体活動・運動行動の開始・継続・逆戻りについて，行動変容理論・モデルおよび技法を解説している。

『アクティブ・ライフスタイルの構築
―身体活動・運動の行動変容研究―』（早稲田大学学術叢書 37）
  竹中晃二（2015）　早稲田大学出版
　身体活動・運動行動に関わる行動変容アプローチについて，おもに介入事例を多く挙げながら，行動変容理論・モデルおよび技法の適用を広く紹介している。

『ヘルスコミュニケーション―健康行動を習慣化させるための支援―』
（早稲田大学エウプラクシス叢書）
  島崎崇史（2016）　早稲田大学出版部
　疾病や健康づくりに関する情報を効果的に伝えるための理論と実践例について，健康科学，心理学，コミュニケーションに関連する学問分野の視点から解説している。

【医療・保健に関わる図書】

『医療行動科学のためのカレント・トピックス
（シリーズ医療の行動科学 II）』
  津田　彰（編著）（2002）　北大路書房
　患者本位で全人的な保健医療を行うという心をもち，患者と共感的態度で接することができる医療者を育成するために，医療の行動科学の考え方と方法を網羅している。

『医療行動科学のためのミニマム・サイコロジー
（シリーズ医療の行動科学 I）』
  山田冨美雄（編著）（1997）　北大路書房
　健康・医療の専門家に必要な心理学の考え方や理論，歴史や関連領域の話題をまとめ，コラムや実習も多く掲載している。

【女性の健康に特化した図書】

『女性の健康心理学』
大竹恵子（2004）ナカニシヤ出版

健康に関する性差，また女性特有の心身の健康問題を健康心理学の視点で扱っている。

【ポジティブ心理学を扱った図書】

『保健と健康の心理学—ポジティブヘルスの実現— （保健と健康の心理学標準テキスト1)』
大竹恵子（編著）（2016）ナカニシヤ出版

ポジティブヘルスを目指した新しい健康心理学の方向性と可能性について解説している。

【心理職の法律と倫理についての図書】

『保健医療・福祉領域で働く心理職のための法律と倫理 （保健と健康の心理学標準テキスト2)』
山崎久美子・津田　彰・島井哲志（編）（2016）ナカニシヤ出版

保健医療や福祉領域の心理職に理解が求められる医療法や医師法など，多くの法律と職業倫理を両者の関係からわかりやすく解説している。

文　献

● 第1章

Belloc N. B., & Breslow, L.（1972）. Relationship of physical health status and health practices. *Preventive Medicine*, **1**(3), 409-21.

Jenicek, M.（2001）. *Clinical case reporting in evidence-based medicine*.（西　信雄・川村　孝（訳）（2002）. EBM 時代の症例報告　医学書院）

Kaplan, R. M., Sallis, J. F., & Patterson, T. L.（1993）. *Health and human behavior*. New York: McGraw-Hill.

厚生労働省（2015a）. 平成 26 年人口動態統計（確定数）概況

厚生労働省（2015b）. 平成 26 年人口動態統計月報年計（概数）の概況

厚生労働省（2016）. 平成 27 年人口動態統計月報年計（概数）の概況

黒岩祥太・北啓一朗・渡辺史子・三浦太郎・黒岩麻衣子・小浦友行・吉田樹一郎・南　眞司・山城清二（2016）. 高齢者によるケア活動は，生きがいにつながるのか？　日本プライマリ・ケア連合学会誌，**39**(2), 116-121.

Matarazzo, J. D.（1980）. Behavioral health and behavioral medicine: Frontiers for a new health psychology. *American Psychologist*, **35**, 807-818.

日本健康心理学会　http://jahp.wdc-jp.com/（2016 年 11 月 21 日）

● 第2章

Canadian Institute for Health Information（2009）. *Improving the health of Canadians: Exploring positive mental health*.

Donovan, R. J. & Anwar-McHenry, J.（2014）. Act-Belong-Commit: Lifestyle medicine for keeping mentally healthy. *American Journal of Lifestyle Medicine*, **10**, 193-199.

Donovan, R. J. & Anwar-McHenry, J.（2015）. Promoting mental health and wellbeing in individuals and communities: the 'Act-Belong-Commit' campaign. In W. Wymer（Ed.）, *Innovations in social marketing and public health communication: Improving the quality of life for individuals and communities*. Switzerland: Springer.

Donovan, R. J., Henley, N., Jalleh, G., Silburn, S., Zubrick, S., & Williams, A.（2006）. The impact on mental health in others of those in a position of authority: a perspective of parents, teachers, trainers and supervisors. *Australian e-Journal for the Advancement of Mental Health*, **5**, 1-5.

Donovan, R. J., Henley, N., Jalleh, G., Silburn, S. R., Zubrick, S. R., & Williams, A.（2007）. People's beliefs about factors contributing to mental health: implications for mental health promotion. *Health Promotion Journal of Australia*, **18**, 50-56.

Donovan, R. J., James, R., & Jalleh, G.（2007）. Community-based social marketing to promote positive mental health: the Act-Belong-Commit campaign in rural Western Australia. In G. Hastings（Ed.）, *Social marketing*（pp.336-343）. Oxford: Elsevier.

Donovan, R. J., James, R., Jalleh, G., & Sidebottom, C.（2006）. Implementing mental health promotion: The Act-Belong-Commit mentally healthy WA campaign in Western Australia. *International Journal of Mental Health Promotion*, **6**, 33-42.

Donovan, R. J., James, R., Jalleh, G., & Sidebottom, C.（2016）. Implementing mental health promoteon: The Act-Belong-Commit mentaly healthy WA campaihn in Western Australia. *International Journal of Mental Health Promotion*, **8**, 33-42.

Farrand, P., Pentecost, C., Greaves, C., Taylor, R. S., Warren, F., Green, C., Hillsdon, M., Evans, P., Welsman, J., & Taylor, A. H.（2014）. A written self-help intervention for depressed adults comparing behavioural activation combined with physical activity promotion with a self-help intervention based upon behavioural activation alone: study protocol for a parallel group pilot randomized controlled trial（BAcPAc）. *Trials*, **15**, 196.

Friedli, L., Oliver, C., Tidyman, M., & Ward, G.（2007）. *Mental health improvement: evidence based messages to promote mental wellbeing*. NHS Health Scotland.

Gordon, R., McDermott, L., Stead, M., & Angus, K.（2006）. The effectiveness of social marketing interventions for health improvement: What's the evidence? *Journal of the Royal Institute of Public Health*, **120**, 1133-1139.

Herrman, H., Saxena, S., & Moodie, R.（Eds.）.（2005）. *Promoting mental health: Concepts, emerging evidence, practice*. Geneva: World Health Organization.

神村栄一・海老原由香・佐藤健二・戸ケ崎泰子・坂野雄二（1995）. 対処方略の三次元モデルの検討と新しい尺度（TAC-24）の作成　教育相談研究, **33**, 41-47.

厚生労働省労働基準局（2015）. 労働安全衛生法に基づくストレスチェック制度実施マニュアル

Laws, A., James, R., & Donovan, R. J.（2008）. *Implementing the Act-Belong-Commit pilot campaign: Lessons from the participating towns*（pp.1-13）. Mentally Healthy WA, Curtin University of Technology.

Lazarus, R. S. & Folkman, S.（1984）. *Stress, appraisal, and coping*. New York: Springer.（本明　寛・春木　豊・織田正美（監訳）（1991）. ストレスの心理学—認知的評価と対処の研究—　実務教育出版）

Luca, N. R. & Suggs, L. S.（2010）. Strategies for the social marketing mix: A systematic review. *Social Marketing Quarterly*, **16**（4）, 122-149.

文部科学省（2010）. 生徒指導提要　教育図書

森本浩志・木下奈緒子・嶋田洋徳（2012）. コーピングの有効性における Goodness-of-Fit 仮説とコーピングの選択理由の関連　行動医学研究, **18**, 3-11.

Morimoto, H., Shimada, H., & Ozaki, K.（2013）. Does stressor evaluation mediate sociocultural influence on coping selection?: An investigation using Japanese employees. *International Journal of Stress Management*, **20**, 1-19.

内閣府自殺対策室（2016）. 警察庁の自殺統計に基づく自殺者数の推移等　http://www8.cao.go.jp/jisatsutaisaku/toukei/pdf/saishin.pdf（2016 年 10 月 3 日）

Ono, K., Ueda, K., Takahashi, H., Igarashi, Y., Kaneko, K., Akamatsu, A., & Shimada, H.（2005）. Development of the questionnaire for subjective satisfaction about stress coping and the influence of subjective satisfaction about stress coping on stress responses. *Japanese Health Psychology*, **12**, 1-13.

Patterson, A.（2009）. *Building the foundations for mental health and wellbeing: Review of Australian and international mental health promotion, prevention and early intervention policy*. Hobart: Department of Health and Human Services.

Saxena, S. & Garrison, P. J.（2004）. *Mental health promotion: Case studies from countries*. Geneva: World Health Organization and World Federation for Mental Health.

嶋田洋徳（1998）. 小中学生の心理的ストレスと学校不適応に関する研究　風間書房

嶋田洋徳（2004）. ストレスマネジメントの方法論と効果測定　嶋田洋徳・鈴木伸一（編）　学校, 職場, 地域におけるストレスマネジメント実践マニュアル（pp.13-28）　北大路書房

鈴木伸一（2006）. コーピング選択における認知過程の検討　心理学研究, **76**, 527-533.

竹中晃二（2005）. ストレスマネジメント—「これまで」と「これから」—　ゆまに書房

竹中晃二（2006）. ストレスマネジメントにおけるパラダイムシフト—行動変容を意図したポピュレーションアプローチの重要性—　新しいストレスマネジメントの実際—e-Health から筆記療法まで—　現代のエスプリ, **469**, 34-46.

竹中晃二・冨永良喜（2011）. 日常生活・災害ストレスマネジメント教育—教師とカウンセラーのためのガイドブック—　サンライフ企画

早稲田大学応用健康科学研究室（2016）. こころの ABC 活動実践ワークブック　サンライフ企画

▶ 現場の声 2

嶋田洋徳・坂井秀敏・菅野　純・山崎茂雄（2010）. 中学・高校で使える人間関係スキルアッ

● 第3章

赤松利恵・林　芙美・奥山　恵・松岡幸代・西村節子・武見ゆかり（2013）．減量成功者が取り組んだ食行動の質的研究　栄養学雑誌，**71**(5)，225-234．

Bandura, A.（1969）. Social learning theory of identificatory processes. In D. A. Goslin（Ed.），*Handbook of socialization theory and research*（pp.213-262）. New York: Rand McNally.

Centers for Disease Control and Prevention（2011）. What is health communications?
http://www.cdcnpin.org/scripts/campaign/strategy.asp（2016年3月29日）

大坊郁夫（2010）．ポジティブな人間関係研究の発展　堀毛一也（編）ポジティブ心理学の発展―「強み」とは何か，それをどう伸ばせるか―　現代のエスプリ，**512**，109-119．

Dishman, R. K.（1988）. *Exercise Adherence: Its impact on public health*. Champaign, Illinois: Human Kinetics Publishers.

原田和弘・李相侖・李成喆・裵成琉・原田健次・島田裕之（2016）．*Journal of Health Psychology Research*, Vol.29，特集号，161-168．

独立行政法人国立がん研究センター・「喫煙と健康」WHO指定研究協力センター（2010）．受動喫煙による死亡数の推定について（解説）

橋本栄理子（2001）．インターネットを利用した禁煙支援プログラム　日本保健医療行動学会年報，**16**, 68．

林　芙美・武見ゆかり・赤松利恵・奥山　恵・西村節子・松岡幸代・蝦名玲子（2014）．特定保健指導対象の職域男性における減量の非成功要因についての検討―個別インタビューによる質的検討―　日本健康教育学会誌，**22**(2)，111-122．

東浦拓郎・紙上敬太（2016）．子供の体力と学力・認知機能の関係 *Journal of Health Psychology Research*, Vol.29，特集号，153-159．

Ikeda N, et al.（2012）Adult mortality attributable to preventable risk factors for non- communicable diseases and injuries in Japan: a comparative risk assessment. PLoS Med. 2012; 9: e1001160.

Katakura, M., Naka, M., Kondo, T., Komatsu, M., Yamauchi, K., Hashizume, K., & Aizawa, T.（2007）. Development, worsening, and improvement of diabetic microangiopathy in older people: six-year prospective study of patients under intensive diabetes control. *Journal of the American Geriatrics Society*, **55**, 541-547.

禁煙推進委員会（2014）．禁煙治療のための標準手順書第6版　日本循環器学会

厚生労働省（2012）．介護予防マニュアル（改訂版）http://www.mhlw.go.jp/topics/2009/05/tp0501-1.html

厚生労働省（2015）．平成26年度「国民健康・栄養調査」の結果の概要 http://www.mhlw.go.jp/file/04-Houdouhappyou-10904750-Kenkoukyoku-Gantaisakukenkouzoushinka/0000117311.pdf

厚生労働省（2016）．第3期特定健診・特定保健指導に向けた見直しについて　第21回保険者による健診・保健指導等に関する検討会資料5
http://www.mhlw.go.jp/file/05-Shingikai-12401000-Hokenkyoku-Soumuka/0000120415.pdf（2016年11月21日）

Marshall, G., Garg, S. K., Jackson, W. E., Holmes, D. L., & Chase, H. P.（1993）. Factors influencing the onset and progression of diabetic retinopathy in subjects with insulin dependent diabetes mellitus. *Ophthalamology*, **100**, 1133-1139.

Mehrabian, A.（1981）. *Silent messages: Implicit communication of emotions and attitudes*. California: Wadsworth.（西田　司・津田幸男・岡村輝人・山口常夫（訳）（1986）．非言語コミュニケーション　聖文社）

宮地元彦・安永明智・石沢伸弘・柳川尚子（2009）．特定保健指導の脱落要因―国保ヘルスアップ事業の結果より―　臨床スポーツ医学，**26**(12)，1501-1506．

Morgado, P. B., Chen, H. C., Patel, V., Herbert, L., & Kohner, E. M.（1994）. The acute effect of smoking on retinal blood flow in subjects with and without diabetes. *Ophthalmology*, **101**, 1220-1226.

Moss, S. E., Klein, R., & Klein, B. E.（1991）. Association of cigarette smoking with diabetic retinopathy. *Diabetes Care*, **14**, 119-126.

日本 WHO 協会（2015）．健康の定義について
　http://www.japan-who.or.jp/commodity/kenko.html（2016 年 3 月 1 日）
Prochaska, J. O., DiClemente, C. C., & Norcross, J. C.（1992）. In search of how people change: Applications to addictive behaviors. *American Psychologist*, **47**, 1102-1114.
Prochaska, J. O. & Velicer, W. F.（1997）. The transtheoretical model of health behavior change. *American Journal of Health Promotion*, **12**(1), 38-48.
Rosenstock, I. M.（1974）. Historical origins of the health belief model. *Health Education Monographs*, **2**(4), 328-335.
Ross, C. E., Mirowsky, J., & Goldsteen, K.（1990）. The impact of the family on health: The decade in review. *Journal of Marriage and Family*, **52**(4), 1059-1078.
Saito, K., Sone, H., Kawai, K., Tanaka, S., Kodama, S., Shu, M., Suzuki, E., Kondo, K., Yamamoto, S., Shimano, H., Ohashi, Y., & Yamada, N.（2007）. Risk imparted by various parameters of smoking in Japanese men with type 2 diabetes on their development of microalbuminuria. *Diabetes Care*, **30**(5), 1286-1288.
Shimazaki, T., Takenaka, K., & Saito, M.（2012）. A study of messaging increase physical activity: Exploring components of persuasive messages. *Medicine & Science in Sports & Exercise*, **44**(Suppl.5), S326.
島崎崇史・吉川政夫（2012）．コーチのノンバーバルコミュニケーションに関する研究―コミュニケーション能力，およびコーチング評価との関連性―　体育学研究，**52**(2), 427-447．
高橋裕子（2001）．禁煙支援ハンドブック　じほう
高橋裕子（2005）．インターネット禁煙マラソン
　http://kinen-marathon.jp（2016 年 11 月 7 日）
高橋裕子（2006）．禁煙　日本女性心身医学会（編）　女性心身医学（pp.352-361）　永井書店
高橋裕子（2009）．ポジティブ禁煙　東京法規出版
高橋裕子・たばこ対策研究会（2014）．職場のたばこ対策　東京法規出版
竹中晃二（2005）．ストレスマネジメント―「これまで」と「これから」―　ゆまに書房
竹中晃二（編）（2012）．運動と健康の心理学　朝倉書店
竹中晃二（2015）．運動行動変容の理論と実際　公益財団法人健康・体力づくり事業財団（編）　健康運動指導士養成講習会テキスト（下）　南江堂
上島弘嗣（1997）．特別報告―1980 年循環器疾患基礎調査の追跡研究（NIPPON DATA）―　日本循環器管理研究協議会総会記録，**31**, 231-237．
US Department of Health and Human Services（2008）. Treating Tobacco Use and Dependence: 2008 Update.
　http://www.surgeongeneral.gov/tobacco/treating_tobacco_use08.pdf（2016 年 11 月 9 日）
山田茂人（1997）．セルフモニタリング　日本健康心理学会（編）　健康心理学辞典（p.187）．実務教育出版

▶ 現場の声 7

Putnam, R. D.（1993）. *Making democracy work: Civic traditions in modern Italy.* Princeton: Princeton University Press.（河田潤一（訳）（2001）．哲学する民主主義―伝統と改革の市民的構造―　NTT 出版）

▶ 現場の声 8

Beresford, S. A., Thompson, B., Feng, Z., Christianson, A., McLerran, D., & Patrick, D. L.（2001）. Seattle 5 a Day worksite program to increase fruit and vegetable consumption. *Preventive Medicine*, **32**(3), 230-238.
澤田樹美・武見ゆかり・村山伸子・佐々木敏・石田裕美（2013）．従業員食堂を利用した食環境介入プログラムによる野菜類摂取量の変化　栄養学雑誌，**71**(5), 253-263．

▶ 現場の声 11

Benowitz, L. N.（1999）Nicotine addiction. *Tobacco Use and Cessation*, **26**, 611-631.

Dishman, R. K., Berthoud, H. R., Booth, F. W., Cotman, C. W., & Edgerton, V. R.（2006）. Neurobiology of exercise. *Obesity*, **14**, 345-356.

Farley, A. C., Hajek, P., Lycett, D., & Aveyard, P.（2012）. Interventions for preventing weight gain after smoking cessation. *Cochrane Database of Systematic Reviews*, 1-38.

Faulkner, G. E., Arbour-Nicitopoulos, K. P., & Hsin, A.（2010）. Cutting down one puff at a time: The acute effects of exercise on smoking behaviour. *Journal of Smoking Cessation*, **5**, 130-135.

Hill, J. S.（1981）. Health behavior: The role of exercise in smoking cessation. *Canadian Association for Health Physical education and Recreation Journal*, **28**, 15-18.

Janse Van Rensburg, K., Taylor, A., Benattayallah, A., & Hodgson, T.（2012）. The effects of exercise on cigarette cravings and brain activation in response to smoking-related images. *Psychopharmacology*, **221**, 659-666.

Kurti, A. N., & Dallery, J.（2014）. Effects of exercise on craving and cigarette smoking in the human laboratory. *Addictive Behaviors*, **39**, 1131-1137.

Marlatt, G. A. & Gordon, J. R.（1985）. *Relapse prevention: maintenance strategies in the treatment of addictive behaviors*. New York: Fuilford Press.

満石　寿・竹中晃二（2016）. 身体運動およびニコチンパッチの併用が禁煙導入時の喫煙願望に及ぼす影響―若年禁煙者を対象に―　健康心理学研究, **28**, 151-156.

満石　寿・藤澤雄太・前場康介・竹中晃二（2014）. 禁煙導入時における身体運動およびニコチンパッチの有用性―月経前後の離脱症状と喫煙衝動の観点から―　日本生理人類学会誌, **19**, 83-90.

Parsons, A. C., Shraim, M., Inglis, J., Aveyard, P., & Hajek, P.（2009）. Interventions for preventing weight gain after smoking cessation. *Cochrane Database of Systematic Reviews*, **21**, 1-22.

Russell, P. O., Epstein, L. H., & Erickson, K. T.（1983）. Effects of acute exercise and cigarette smoking on autonomic and neuromuscular responses to a cognitive stressor. *Psychological Report*, **53**, 199-206.

Ussher, M. H., Taylor, A., & Faulkner, G.（2008）. Exercise intervention for smoking cessation. *Psychological Medicine*, **19**, 981-985.

Ussher, M., Mark Cropley, M., Playle, S., Mohidin, R., & West, R.（2009）. Effect of isometric exercise and body scanning on cigarette cravings and withdrawal symptoms. *Addiction*, **104**, 1251-1257.

▶ 現場の声13

Dweck, C. S.（2006）. *Mindset: The new psychology of success*. New York: Penguin Random House.（今西康子（訳）（2016）. マインドセット「やればできる！」の研究　草思社）

● 第4章

Ajzen, I.（1991）. The theory of planned behavior. *Organizational Behavior and Human Decision Processes*, **50**, 179-211.

飽戸　弘（1994）. 社会心理学小辞典（増補版）　有斐閣小辞典シリーズ

Anderson, L. S. & Heyne, L. A.（2010）. Physical activity for children and adults with disabilities: An issue of "amplified" importance. *Disability and Health Journal*, **3**, 71-73.

Bandura, A.（1977）. Self-efficacy:Toward a unifying theory of behavioral change. *Psychological Review*, **84**, 191-215.

Bandura, A.（1997）. *Self-efficacy: The exercise of control*. New York: Freeman.

Becker, M. H.（1974）. The health belief mode and personal health behavior. *Health Education Monographs*, **2**, 324-508.

Bodde, A. E. & Seo, D. C.（2009）. A review of social and environmental barriers to physical activity for adults with intellectual disabilities. *Disability and Health Journal*, **2**, 57-66.

Carruthers, C. & Hood, C. D.（2007）. Building a life of meaning through therapeutic recreation: The leisure and well-being model, part 1. *Therapeutic Recreational Journal*, **41**(4), 276-297.

藤田利治・大塚俊男・谷口幸一（1985）. 長寿と生きがい　医学の歩み Vol,132. **13**, 981-986.

藤田利治・大塚俊男・谷口幸一（1989）. 老人の主観的幸福感とその関連要因　社会老年学,

29, 75-85.

Gibson, P. G., Powell, H., Coughlan, J., Wilson, A. J., Hensley, M. J., Abramson, M., Bauman, A., & Walters, E. H.（2002）. Limited（information only）patient education programs for adults with asthma. *Cochrane Database of Systematic Reviews 2002*, CD001005.

Harris, R. & Linn, M. W.（1985）. Health beliefs, compliance, and control of diabetes mellitus. *Southern Medical Journal*, **78**,162-166.

波多野義郎（1979）. ヒトは1日何歩あるくか　体育の科学，**29**, 28-31.

Hawkins, A. & Look, R.（2006）. Levels of engagement and barriers to physical activity in a population of adults with learning disabilities. *British Journal of Learning Disabilities*, **34**（4）, 220-226.

樋口智子・濱田広一郎・今津屋聡子・入江　伸（2007）. 朝食欠食および朝食のタイプが体温，疲労感，集中力等の自覚症状および知的作業能力に及ぼす影響　日本臨床栄養学会雑誌，**29**（1）, 35-43.

Horner-Johnson, W., Drum, C. E., & Abdullah, N.（2011）. A randomized trial of a health promotion intervention for adults with disabilities. *Disability and Health Journal*, **4**, 254-261.

Hutzler, Y. & Korsensky, O.（2010）. Motivational correlates of physical activity in persons with an intellectual disability: A systematic literature review. *Journal of Intellectual Disability Research*, **54**（9）, 767-786.

Iio, M., Hamaguchi, M., Narita, M., Takenaka, K., & Ohya, Y.（2017, Jan）. Tailored education to increase self-efficacy for caregivers of children with asthma: A randomized controlled trial. *Computers, Informatics, Nursing*, **35**（1）, 36-44.

飯尾美沙・成田雅美・二村昌樹・山本貴和子・川口隆弘・西藤成雄・森澤　豊・大石　拓・竹中晃二・大矢幸弘（2016）. 改良版小児喘息テイラー化教育プログラムの実用性評価　日本小児難治喘息・アレルギー疾患学会誌，**14**（3）, 257-267.

飯尾美沙・大矢幸弘・森澤　豊・渡辺博子・成田雅美・二村昌樹・益子育代・野村伊知郎・吉田幸一・堀向健太・萬木暁美・萬木　晋・佐塚京子・中谷夏織・明石真幸・大石　拓・福家辰樹・須田友子・竹中晃二（2011）. 喘息患児を養育している保護者の服薬アドヒアランスに影響を与える要因　アレルギー，**60**（5）, 593-603.

飯尾美沙・竹中晃二・成田雅美・二村昌樹・濱口真奈・福島加奈子・山野織江・原口　純・阪井裕一・石黒　精・大矢幸弘（2014）. 気管支喘息患児の保護者を対象としたテイラー化教育プログラムの開発および効果の検証　アレルギー，**63**（2）, 187-203.

木村留美子（1999）. 肥満児童と非肥満児童の Health Locus Control 比較　金沢大学医学部保健学科紀要，**23**, 1-6.

小林奈穂・篠田邦彦（2007）. 幼児，児童，生徒の朝食欠食を促す要因に関する系統的レビュー　新潟医療福祉学会誌，**7**（1）, 2-9.

近藤　勉・鎌田次郎（2004）. 高齢者の生きがい感に影響する性別と年代からみた要因　老年精神医学雑誌，**15**（11）, 1281-1290.

厚生労働省（2006）. 健康づくりのための運動指針2006―生活習慣病予防のために―　エクササイズガイド2006　身体活動・運動・生活活動
http://www.mhlw.go.jp/bunyakenkou/undou01/pdf/data.pdf（2016年11月18日）

厚生労働省（1968）. 昭和40年患者調査報告　厚生統計協会

厚生労働省（2011）平成22年乳幼児身体発育調査
http://www.mhlw.go.jp/toukei/list/dl/73-22-01.pdf（2017年5月15日）

厚生労働省（2012）.「65歳以上の者のいる世帯の状況」平成24年国民生活基礎調査概況

厚生労働省（2015a）平成26年患者調査
http://www.mhlw.go.jp/toukei/saikin/hw/kanja/14/index.html（2017年5月15日）

厚生労働省（2015b）. 平成27年版厚生労働白書

厚生労働省（2015c）. ストレスチェック等の職場におけるメンタルヘルス対策・過重労働対策等
http://www.mhlw.go.jp/bunya/roudoukijun/anzeneisei12/（2016年8月23日）

厚生労働省（2016a）. 平成26年患者調査　上巻（全国編）厚生労働統計協会

厚生労働省（2016b）平成27年人口動態調査

http://www.mhlw.go.jp/toukei/saikin/hw/jinkou/kakutei15/（2017 年 5 月 15 日）

厚生労働統計協会（2014）．国民の福祉と介護の動向 2014/2015　vol.61, No.10.

神山　潤（2005）．「夜ふかし」の脳科学　中公新書

増田理恵・田高悦子・渡部節子・大重賢治（2012）．地域で生活する成人知的障害者の肥満の
　　実態とその要因　日本公衛誌，**59**(8), 557-565.

松本千明（2002）．医療・保健スタッフのための健康行動理論の基礎―生活習慣病を中心に―
　　医歯薬出版株式会社

松村京子（1993）．児童の生活リズムに関する研究（第 3 報）―母と子の生活リズム―　日本
　　家庭科教育学会誌，**36**(1), 81-85.

三田勝己（1995）．障害者とスポーツ―運動やスポーツは障害者のリハビリテーションにどの
　　ような役割を担うのか―　佐藤祐造（編）　からだの科学増刊（pp.91-94）　日本評論社

森本兼曩（1991）．ライフスタイルと健康―健康理論と実証研究―　医学書院

内閣府（2016a）．平成 28 年版子ども・若者白書（全体版）
　　http://www8.cao.go.jp/youth/whitepaper/h28honpen/pdf/b1_02_01_01.pdf（2016 年 8 月 23 日）

内閣府（2016b）．平成 28 年度版障害者白書　勝美印刷

National Institute of Dental and Craniofacial Research［NIDCR］（2002）．*A plan to eliminate craniofacial, oral, and dental health disparities*. Bethesda, MD.

日本健康スポーツ連盟（監）（2013）．健康スポーツ学概論　杏林書院

日本老年行動科学会（監）（2014）．高齢者のこころとからだ事典　中央法規

日本整形外科学会・日本腰痛学会（監）（2012）．腰痛診療ガイドライン 2012　南江堂

Nosek, M.A., Howland, C., Rintala, D.H., Young, M.E., & Chanpong, G.F.（2001）. National study of women with physical disabilities: final report. *Sexiality and Disability*, **19**(1), 5-40.

大川弥生（2009）．「よくする介護」を実践するための ICF の理解と活用―目標指向的介護に
　　立って―　中央法規

Ohya, Y., Williams, H., Steptoe, A., Saito, H., Iikura, Y., Anderson, R., & Akasawa, A.（2001）. Psychosocial factors and adherence to treatment advice in childhood atopic dermatitis. *Journal of Investigative Dermatology*, **117**, 852-857.

Reichard, A., Stolzle, H., & Fox, M. H.（2011）. Health disparities among adult with physical disabilities or cognitive limitations compared to individuals with no disabilities in the United States. *Disability and Health Journal*, **4**(2), 59-67.

柴田　博（2013）．支えられる時代から，共に支え合う時代へ　生活・福祉環境づくり 21・日
　　本応用老年学会（編著）　ジェロントロジー入門　社会保険出版社

柴田　博・古谷野亘・芳賀　博（1984）．ADL 研究の最近の動向―地域老人を中心として―
　　社会老年学，**21**, 70-83.

島井哲志・長田久雄・小玉正博（編）（2009）．健康心理学・入門　有斐閣アルマ

島津明人（2014）．ワーク・エンゲイジメント―ポジティブ・メンタルヘルスで活力ある毎日
　　を―　労働調査会

島津明人・島津美由紀（2008）．自分でできるストレスマネジメント―活力を引き出す 6 つの
　　レッスン―　培風館

Stumbo, N. J. & Peterson, C. A.（1998）. The leisure ability model, *Therapeutic Recreation Journal*, **32**(2), 82-96.

住吉和子・安酸史子・山崎　絆・古瀬敬子・土方ふじこ・小畑佳子・中村絵美子・菊地徹子・
　　渥美義仁・松岡建平（2000）．糖尿病患者の食事の実行度と自己効力，治療満足度の縦断
　　的研究　日本糖尿病教育・看護学会誌，**4**, 23-31.

Sylvester, C.（2011）. Therapeutic recreation, the international classification of functioning, disability, and health, and the capability approach. *Therapeutic Recreation Journal*, **45**(2), 85-104.

高梨　薫・杉澤秀博・手島陸久・矢ları直美・出雲祐二・高橋龍太郎・荒木　厚・井上潤一郎・
　　井藤英喜・冷水　豊・柴田　博（1996）．高齢糖尿病患者の食事療法・運動療法の順守度
　　と治療に対する信念および家族支援との関係　老年社会学，**18**, 41-49.

竹中晃二（2006）．子どもにおける身体活動・運動　身体活動・運動と行動変容　現代のエス
　　プリ，**463**, 52-61.

谷口幸一（代表研究者）（2013）．「大学生の親扶養意識と高齢社会に対する関心度に関する国際比較調査報告書」（東海大学健康科学部国際交流プロジェクト）　東海大学健康科学部

上地広昭（2014）．ポジティブ心理学の視点から見た子どもの運動遊び―身体活動と6つの美徳の関係―　平成25年度日本体育協会スポーツ医・科学研究報告「社会心理的側面の強化を意図した運動・スポーツ遊びプログラムの開発および普及・啓発」第1報，19-24.

上地広昭・鈴木英樹・鈴木裕子・竹中晃二（2007）．小学生におけるライフスタイルと心身の健康の関係　子どもと発育発達，**5**(2)，108-111.

上田　敏（2005）．ICFの理解と活用―人が「生きること」「生きることの困難（障害）」をどうとらえるか―　きょうされん

United States Department of Health and Human Services ［USDHHS］（2005）. *The surgeon general's call to action to improve the health and wellness of persons with disabilities*. Atlanta, GA.

Wallston, K. A., Wallston, B. S,. & DeVellis, R.（1978）. Development of multidimensional health locus of control（MHLC）scale. *Health Education Monographs*, **6**, 160-170.

Weinmayr, G., Forastiere, F., Büchele, G., Jaensch, A., Strachan, D. P., et al.（2014）. Overweight/Obesity and respiratory and allergic disease in children: International study of asthma and allergies in childhood（ISAAC）Phase Two. *PloS ONE*, **9**(12): e113996

Welk, G. J.（1999）. Promoting physical activity in children: parental influences. ERIC Digest.

Wooldridge, K. L., Wallston, K. A., Graber, A. L., Brown, A. W., and Davidson, P.（1992）. The relationship between health beliefs, adherence, and metabolic control of diabetes. *The Diabetes Educator*, **18**, 495-500.

World Health Organization（1996）. WHO guidelines: Healthy aging. Activity and sports.

World Health Organization（2001）. *International classification of functioning, disability and health*. Geneva: World Health Organization.

山本明芳（2004）．高齢者の心理臨床と生活の質　臨床心理学，**4**(2)，198-202.

▶ 現場の声 16

飯尾美沙・成田雅美・二村昌樹・山本貴和子・川口隆弘・西藤成雄・森澤　豊・大石　拓・竹中晃二・大矢幸弘（2016）．改良版小児喘息テイラー化教育プログラムの実用性評価　小児難治喘息・アレルギー疾患学会誌，**14**(3)，257-267.

▶ 現場の声 20

文部科学省（2016）．平成27年度公立学校教職員の人事行政状況調査について（概要）

▶ 現場の声 21

国立社会保障・人口問題研究所（2014）．第5回全国家庭動向調査結果の概要　2013年社会保障・人口問題基本調査

内閣府男女共同参画推進局（2013）．男女共同参画推進白書第3節―女性のライフステージと就労―
http://www.gender.go.jp/about_danjo/whitepaper/h25/zentai/html/honpen/b1_s00_03.html（2016年3月29日）

総務省（2012）．平成23年社会生活基本調査

横浜市男女共同参画推進協会（2016）．女性のための学び直しプログラムガイドブック

▶ 現場の声 22

中井義勝（2012）．疫学―摂食障害治療ガイドライン―（pp.18-23）　医学書院

山蔦圭輔（2012）．食行動異常の発現および維持にかかわる身体像不満足感の影響　健康心理学研究，**25**(1)，42-51.

▶ 現場の声 23

赤田太郎（2010）．保育士ストレス評定尺度の作成と信頼性・妥当性の検討　心理学研究，**81**，158-166.

▶ 現場の声 24

Carver, C. S., Smith, R. G., Antoni, M. H., Petronis, V. M., Weiss, S., & Derhagopian, R.（2005）. Optimistic personality and psychosocial well-being during treatment predict psychosocial well-being among long-term survivors of breast cancer. *Health Psychology*, **24**(5), 508-516.

Fawzy, F. I.（1999）. Psychosocial intervention for patients with cancer: What works and what doesn't. *European Journal of Cancer*, **35**(11), 1559-1564.

Fawzy, F. I. & Fawzy, N. W.（1998）. Group therapy in the cancer setting. *Journal of Psychosomatic Research*, **45**(3), 191-200.

堀毛裕子・佐藤美華・松浦裕美・佐藤春奈・君島伊造（2014）．乳がん患者に対するポジティヴ心理学的介入の試み（第 2 報）―一年間の経時的変化とパーソナリティ特性―　日本健康心理学会第 27 大会発表論文集

堀毛裕子・佐藤美華・松浦裕美・佐藤春奈・君島伊造（2015）．乳がん患者に対するポジティブ心理学的介入の試み（第 3 報）―介入の効果に関する量的検討―　日本健康心理学会第 28 大会発表論文集

Lyubomirsky, S.（2007）. *The how of happiness: A new approach to getting the life you want*. New York: Penguin Books.

Seligman, M. E. P., Steen, T. A., Park, N., & Peterson, C.（2005）. Positive psychology progress: Empirical validation of interventions. *American Psychologist*, **60**(5), 410-421.

Spiegel, D. & Classen, C.（2000）. *Group therapy for cancer patients-A research-based handbook of psychosocial care*. New York: Basic Books.（朝倉隆司・田中祥子（監訳）（2009）．がん患者と家族のためのサポートグループ　医学書院）

▶ 現場の声 29

九州大学発達臨床センター（編）（1999）．基礎から学ぶ動作訓練　ナカニシヤ出版

▶ 現場の声 30

笠井史人・小島寿子（2013）．基礎から学ぶリハビリテーションと音楽療法―チーム医療に必要な知識と音楽アプローチ―　音楽之友社

小島寿子・佐藤　隼・市川　勝（2009）．脳卒中後遺症者の麻痺側上肢に対する楽器演奏を用いた機能訓練―多職種との連携を通して ADL 向上を図る―　日本音楽療法学会誌，**9**, 56-69.

人名索引

事項索引

▌シリーズ監修者

太田信夫 　（筑波大学名誉教授・東京福祉大学教授）

▌執筆者一覧 （執筆順）

竹中晃二	（編者）	はじめに，各章導入部分， 第2章2節，付録2
森　和代	（桜美林大学）	第1章1節
津田　彰	（久留米大学）	第1章2節
三原健吾	（久留米大学高次脳疾患研究所）	第1章2節
島井哲志	（関西福祉科学大学）	第1章3節，第3章2節
岩原昭彦	（京都女子大学）	第1章3節
山田冨美雄	（関西福祉科学大学）	第1章4節
嶋田洋徳	（早稲田大学）	第2章1節
石垣久美子	（東京福祉大学）	第2章1節
上地広昭	（山口大学）	第3章1節，第4章1節
赤松利恵	（お茶の水女子大学）	第3章2節
高橋裕子	（京都大学）	第3章3節
安永明智	（文化学園大学）	第3章4節
島崎崇史	（上智大学）	第3章5節
大矢幸弘	（国立成育医療研究センター）	第4章1節
島津明人	（北里大学）	第4章2節
大竹恵子	（関西学院大学）	第4章3節
谷口幸一	（東海大学）	第4章4節
岸　太一	（東邦大学）	第4章5節
内田若希	（九州大学）	第4章6節
鈴木　平	（桜美林大学）	付録1

▌現場の声　執筆者一覧 （所属等は執筆当時のもの）

現場の声1	大野太郎	（大阪人間科学大学）
現場の声2	尾棹万純	（早稲田大学）
	嶋田洋徳	（早稲田大学）
現場の声3	丸山奈緒子	（アイシンク株式会社）
現場の声4	千葉小香枝	（全国健康保険協会岩手支部）
現場の声5	竹中晃二	（早稲田大学）

現場の声 6	船川由香	（全国健康保険協会鹿児島支部）
現場の声 7	江藤　佑	（相模原・町田大学地域コンソーシアム）
現場の声 8	澤田樹美	（名古屋女子大学）
現場の声 9	村瀬貴穂	（東京都目黒区立下目黒小学校）
現場の声 10	山野洋一	（岡山大学）
現場の声 11	満石　寿	（京都学園大学）
現場の声 12	小室史恵	（栃木県健康倶楽部）
現場の声 13	荒木香織	（園田学園女子大学）
現場の声 14	浅沼裕子	（全国健康保険協会岩手支部）
現場の声 15	吉澤真理子	（ときがわ町保健センター）
現場の声 16	飯尾美沙	（関東学院大学）
現場の声 17	村上久美子	（松原市立松原第五中学校）
現場の声 18	前場康介	（医療法人社団こころとからだの元氣プラザ）
現場の声 19	鈴木文子	（桜美林大学）
現場の声 20	石川利恵	（桜美林大学）
	宮崎理恵	（桜美林高校）
現場の声 21	奥田訓子	（YMCA 健康福祉専門学校）
現場の声 22	山蔦圭輔	（順天堂大学）
現場の声 23	齋藤めぐみ	（千葉敬愛短期大学）
現場の声 24	堀毛裕子	（東北学院大学）
現場の声 25	位髙駿夫	（株式会社ハイクラス）
現場の声 26	鈴木規子	（元　静岡英和学院大学）
現場の声 27	鈴木　平	（桜美林大学）
現場の声 28	小沼佳代	（早稲田大学）
現場の声 29	久　桃子	（九州大学）
現場の声 30	小島寿子	（昭和大学）

❚ 座談会　参加者一覧 （所属等は執筆当時のもの）

山野洋一，小賀田真依（サロン Nilufa），小沼佳代，島袋　桂（琉球大
学健康づくり支援プロジェクト Lib），田中共子（岡山大学），竹中晃二

【監修者紹介】

太田信夫 (おおた・のぶお)

1971 年　名古屋大学大学院教育学研究科博士課程単位取得満了
現　在　筑波大学名誉教授　東京福祉大学教授　教育学博士 (名古屋大学)
【主著】
　記憶の心理学と現代社会（編著）　有斐閣　2006 年
　記憶の心理学（編著）　ＮＨＫ出版　2008 年
　記憶の生涯発達心理学（編著）　北大路書房　2008 年
　認知心理学：知のメカニズムの探究（共著）　培風館　2011 年
　現代の認知心理学【全 7 巻】（編者代表）　北大路書房　2011 年
　Memory and Aging（共編著）Psychology Press 2012 年
　Dementia and Memory（共編著）Psychology Press 2014 年

【編者紹介】

竹中晃二 (たけなか・こうじ)

1990 年　ボストン大学大学院博士課程修了（Doctor of Education）
2011 年　九州大学人間環境学府　論文博士取得
現　在　早稲田大学人間科学学術院教授，Doctor of Education，博士（心理学）
【主著】
　ストレスマネジメント：「これまで」と「これから」（編著）　ゆまに書房　2005 年
　身体活動増強のための行動変容マニュアル（編著）　ブックハウス・エイチデイ　2005 年
　日常生活・災害ストレスマネジメント教育：教師とカウンセラーのためのガイドブック
　　（共編著）　サンライフ企画　2011 年
　運動と健康の心理学（編著）　朝倉書店　2012 年
　Organizational and community physical activity programs. In: A. Papaioannou & D. Hackfort
　　(Eds.), *Fundamental Concepts in Sporty and Exercise Psychology*. Taylor & Francis. 2014 年
　アクティブ・ライフスタイルの構築：身体活動・運動の行動変容研究　早稲田大学出版
　　早稲田大学学術叢書　2015 年

シリーズ心理学と仕事 12　健康心理学

2017 年 9 月 10 日　　初版第 1 刷印刷	定価はカバーに表示
2017 年 9 月 20 日　　初版第 1 刷発行	してあります。

監 修 者　　太田信夫

編　　者　　竹中晃二

発行所　　（株）北大路書房

〒 603-8303　京都市北区紫野十二坊町 12-8
電　話（075）431-0361（代）
FAX（075）431-9393
振替　01050-4-2083

©2017

イラスト／田中へこ
印刷・製本／亜細亜印刷（株）
検印省略　落丁・乱丁本はお取り替えいたします。
ISBN978-4-7628-2995-6　Printed in Japan